复合手术室护理知识培训手册

主 编 倪 荔

副主编 陈 燕 丁佳骏 卞海磊

黑龙江科学技术出版社
HEILONGJIANG SCIENCE AND TECHNOLOGY PRESS

图书在版编目（CIP）数据

复合手术室护理知识培训手册 / 倪荔主编. —— 哈尔滨：黑龙江科学技术出版社, 2025.5. —— ISBN 978-7-5719-2824-7

Ⅰ.R472.3-62

中国国家版本馆 CIP 数据核字第 2025ME3314 号

复合手术室护理知识培训手册
FUHE SHOUSHUSHI HULI ZHISHI PEIXUN SHOUCE

作 者	倪 荔
责任编辑	回 博
封面设计	汉唐工社
出 版	黑龙江科学技术出版社
	地址：哈尔滨市南岗区公安街 70-2 号
	邮编：150007　电话：（0451）53642106
	传真：（0451）53642143
	网址：www.lkcbs.cn
发 行	全国新华书店
印 刷	哈尔滨午阳印刷有限公司
开 本	880 mm × 1230 mm　1/32
印 张	4
字 数	90 千字
版 次	2025 年 5 月第 1 版
印 次	2025 年 5 月第 1 次印刷
书 号	ISBN 978-7-5719-2824-7
定 价	50.00 元

【版权所有，请勿翻印、转载】

前　言

本手册从实践应用出发，介绍了复合手术室工作基本要求及知识、患者体位及仪器操作、突发事件与应急技能、患者并发症的预防和处理等医院手术室及相关知识，并详细分析了复合手术室的病人隐私保护、参观、病人转运、交接、仪器、器械、耗材管理等制度，阐释了放射卫生防护知识、一体化操作原理、CT 及 DSA 仪器操作使用方法、动脉栓塞术及造影术、动脉支架置入术、取出术的相关内容，探讨了患者体位放置方法及注意事项，监控设备使用流程，突发事件应急流程、复合手术常规药物的使用等，总结了复合手术患者皮肤压力性损伤预防与护理、术中低体温预防与护理、手术患者静脉血栓预防与护理等方面的护理知识。

本手册可作为医疗护理人员的技术参考书。

目 录

第一章 复合手术室工作基本要求及知识 … 1

- 第一节 复合手术室保护病人隐私制度 … 1
- 第二节 复合手术室参观制度 … 2
- 第三节 复合手术室病人转运、交接制度 … 3
- 第四节 临床科室联系制度 … 6
- 第五节 复合手术室护理文件书写制度 … 7
- 第六节 仪器设备、抢救物品管理制度 … 9
- 第七节 导管室常用仪器设备和抢救物品使用管理制度 … 12
- 第八节 导管室 DSA 设备使用管理制度 … 23
- 第九节 导管室器械申领使用管理制度 … 25
- 第十节 导管室一次性医疗器械、高值耗材使用管理制度 … 26
- 第十一节 导管室外来器械植入物使用管理制度 … 27
- 第十二节 介入器材购入使用登记制度 … 28
- 第十三节 大型医疗设备故障应急预案 … 30
- 第十四节 放射卫生防护知识 … 33

第二章 患者体位及仪器操作 … 41

- 第一节 术中 DSA 患者体位放置方法 … 41
- 第二节 术中磁共振患者体位放置方法 … 42
- 第三节 复合手术床操作 … 44

  第四节 DSA 仪器使用操作 ………………………………… 50

  第五节 CT 使用操作 …………………………………………… 54

  第六节 磁共振仪器操作 ……………………………………… 58

  第七节 智能、网络、监控 …………………………………… 63

第三章 突发事件与应急技能 ……………………………………… **67**

  第一节 急诊手术患者抢救流程 ……………………………… 67

  第二节 职业暴露（血源性）应急流程 ……………………… 68

  第三节 职业暴露（放射性）应急流程 ……………………… 69

  第四节 局麻患者过敏性休克应急流程 ……………………… 70

  第五节 仪器设备故障应急流程 ……………………………… 71

  第六节 复合手术急救知识 …………………………………… 72

  第七节 复合手术的并发症和预防 …………………………… 78

  第八节 复合手术常规药物的使用 …………………………… 83

  第九节 复合手术患者皮肤压力性损伤预防与护理 ……… 91

第四章 患者并发症的预防和处理 ……………………………… **94**

  第一节 复合手术患者术中低体温预防与护理 …………… 94

  第二节 复合手术患者静脉血栓预防与护理 ……………… 97

培训笔记 ………………………………………………………………… **99**

第一章 复合手术室工作基本要求及知识

第一节 复合手术室保护病人隐私制度

一、制定依据

《护理管理分册——保护病人隐私制度》。

二、内容

1. 复合手术室人员必须维护手术病人的隐私权，不得泄露患者的隐私和秘密（个人信息、私人活动、患者不愿告知的内容等）。

2. 复合手术人员不得长时间注视手术病人的生理缺陷，不得谈论涉及病人隐私的话题。

3. 进行术前准备时（导尿、放置体位、手术部位消毒），给予相应的遮蔽（盖被、铺单、关门）。无关人员不可停留于该手术间。

4. 手术结束时，及时为病人包扎伤口，穿好病衣裤。

第二节　复合手术室参观制度

一、制定依据

1.《医院洁净手术部建筑技术规范》;
2.《手术室护理实践指南》。

二、内容

1. 院外参观须经院办批准，经手术室护士长同意，按指定时间及手术间进行参观，并遵守手术室一切工作制度。

2. 参观者须更换手术衣、裤、鞋、口罩、帽子，参观后将衣、裤、鞋、口罩、帽子放入指定地点。

3. 参观者佩戴手术间号牌在指定的手术间参观，不得进入其他手术间。

4. 参观时不得影响手术进程及无菌操作，注意放射防护。

5. 参观人数应严格控制，房间总人数不得超过 10 人。

6. 术前应与手术室工作人员确定参观人员姓名、数量，急诊、感染手术禁止参观。

7. 谢绝患者家属及患者单位来人参观以及在手术室内等候。

第三节　复合手术室病人转运、交接制度

一、制定依据

1.《护理管理分册——各类患者转科、转运、交接制度》；

2.《2018 版手术室护理实践指南》第五篇 "4. 手术患者转运交接"。

二、内容

（一）接送患者人员（工勤员）严格执行《患者身份识别制度》

1. 接送手术患者必须严格执行患者身份识别程序。

2. 使用两种患者识别方法（语言核对法、视觉核对法），用病历和腕带对患者身份进行识别确认。

（二）转运交接程序

1. 接患者人员：

①查对手术申请单与手术预告单上的手术间号是否一致。

②与病区护士共同查对手术申请单与患者病历姓名、床号、手术名称是否一致。

③在患者身边再次用腕带（病人姓名、性别、病区、床号、

住院号、血型、药物过敏史）进行患者身份识别确认。

④去除患者首饰，督促患者解完小便，清点带入物品，在转科护理交接记录单上签名确认。

2. 复合手术室护士：

①前台值班护士核对患者身份及房间号，并填写转科护理交接记录单。

②患者进入手术间前，巡回护士核对转运车上悬挂的房间号牌与房间号一致，用手术申请单、病历和腕带，对患者进行身份识别确认。

③巡回护士清点核对带入物品（病历、药品、影像资料），在转科护理交接记录单上签名确认。

④巡回护士检查手术患者有无带入首饰、假牙、手机等，检查患者皮肤、危重病人各类导管等情况。

⑤对于术后进苏醒室的患者，巡回护士与苏醒室麻醉护士交接患者的导管，麻醉护士在转科护理交接记录单上签名。

3. 送患者人员：

①送患者人员根据麻醉师要求将病人送至苏醒室观察或送至病区。

②巡回护士协助医生包扎好伤口（胸腹带），带回物品与送患者人员交接签名（病区护士清点签名）。

③术后病人必须由麻醉护士护送，送患者人员不得擅自独立护送。

（三）转运交接注意事项

1. 每天检查交换转运车，确保功能完好、衔接安全并记录，病人平卧于车头侧（有标识），护送人员位于病人头侧，约束带固定（上身及双膝，有效松紧宜一拳），拉起平车护栏，注意保暖。搬运病人动作轻巧、运送安全，保持输液、引流等各种管道通畅，危重病人必须由手术医师陪同。

2.病人贵重物品交病区当班护士或家属保管，严禁带入手术室。

3.病人必须着病号服、戴好帽子进入手术间。

4.护送途中遇患者病情变化，应及时返回手术室。

第四节　临床科室联系制度

一、制定依据

《规章制度汇编——护理管理分册》。

二、内容

1. 做好临床兄弟科室服务，定期进行满意度测评。

①每月 1 次对临床各科手术医生进行满意度测评。

②每两个月 1 次对临床手术科室护士进行满意度测评。

2. 发生问题与手术医生、病房护士及时沟通，及时改进。

第五节　复合手术室护理文件书写制度

一、制定依据

1.《规章制度汇编——护理管理分册》；
2.《手术室护理实践指南》。

二、内容

1. 书写应使用蓝黑墨水，内容应准确、完整。字迹清晰，出现错字时，应用双线画在错字上，不得采用刮、粘、涂等方法掩盖或去除原来的字迹。"DC 或重复"用红笔填写。

2. 书写时要运用医学术语。

3. 填写各种记录单应栏目齐全，卷面整洁。

4. 访视护士对病人进行访视，填写"术前访视栏"、"术后随访栏"。巡回护士填写病区的"病人转科护理交接记录单"、"手术安全核查表"、"手术风险评估表"，手术室的"术中护理情况"、"敷料器械清点情况"、"手术室术后病人交接单"。

5. 洗手、巡回护士共同按"术前清点"、"术中加数"、"关体腔前"、"关体腔后"、"关皮肤前"顺序清点所有台上物品，做到清点一次，记录一次。

6. 手术过程中，如需添加敷料及器械，在"术前清点"栏用"＋数量"表示，"关体腔前"、"关体腔后"、"关皮肤前"

栏填写合计数量。未经注册护士书写的护理文件,需由合法执业的护士签名。

7. 局麻手术无洗手护士时,巡回护士在"洗手护士"栏内填"无"。

8. 手术结束即完成全部记录,巡回护士负责书写,洗手和巡回护士签全名。

9. 手术标记书写:

已做 = "√";

未做 = "。";

进手术室后做 = "？";

单通道或不能标记的手术部位(尿道、阴道、肛门等）= "无"。

10. 文书单上的时间用24小时制表示。

东方医院（世博园院区）手术间环境物品清洁、消毒记录表

手术间： 2021年2月

日期	清洁时间	无影灯	仪器	物体表面	地面地巾一用一换	换废物袋	温度 21~25℃	湿度 50%~60%	连台净化时间	太空鸟消毒机	键盘膜/每日	执行	检查
5/2	7：00	√									√	保洁员	值班人员
	10：00	√				√			10：10-10：30			保洁员	巡回护士
	14：00	√	√	√					14：10	√		保洁员	巡回护士

注：1. 百级层流房间连台净化时间为10分钟;

2. 其余级别的房间净化时间为20分钟。

第六节 仪器设备、抢救物品管理制度

第一条 我院实行抢救仪器设备统一管理，设备调运中心实行24小时值班待命，负责监护仪、输液泵（微泵）、呼吸机等仪器设备的日常维护工作，确保仪器设备处于备用状况，维持良好功能，便于随时调用。另科室常备吸引器、氧疗设备和除颤仪等急救设备，由科室负责维护、保养和监测。

第二条 仪器设备在科内使用期间，设专人负责日常管理工作。

1.科室建立仪器设备目录清单和使用登记本，做好使用登记工作。

2.各机应附有随机操作卡，按上述使用要求和规程，进行规范使用和操作。

3.各科应加强仪器设备操作的培训，对所有仪器设备的使用人员进行相应的专项知识培训。新进仪器设备应按照产品说明书和厂家要求，建立使用规范和流程。

4.由专人对使用期间的仪器设备进行维护、保养和监测。

（1）维护、保养：外观清洁；按时或及时充电；放固定位置；导线不折叠、不裸露。

（2）监测：时间正确、启动正常；报警系统有效；处于备用状态。

（3）应每周至少保养、监测一次，包括科室常备除颤仪、吸引器等，以及需临时备用的输液泵、微量输注泵、呼吸机、心电监护仪等，由护士长制定专人负责各项仪器、设备的专项管理制度，有使用、保养、检查、交接、维修记录，并填写仪器日常保养记录单。

第三条 使用中的仪器设备遇故障，及时报修，实时与设备调运中心联系。

1. 仪器设备遇故障须与备用仪器分开放置，挂"坏"警告标识，不能擅自调换设备附件。

2. 仪器故障送修期间，应及时启动设备科的调配流程，确保抢救时应用。

3. 科内固定仪器设备的维修，需填写保修/维修记录表。

第四条 各护理单元须做好留在科内抢救设备的管理，包括简易呼吸器、电动吸引器、氧疗设备、除颤仪等，做到定点放置、定期检查、功能良好、启动及时。

第五条 各种抢救仪器、设备及抢救物品应建立使用规范和意外情况处理预案，并加强培训。遇意外情况及时、正确处置。各护理单元、所属片区护理部按照计划培训、考核。定期模拟场景，考核医疗设备故障和意外事件应急预案实施的有效性。

第六条 氧疗设备管理。

1. 医院以液氧方式为临床提供氧气。备用状态下设备带上不用安装氧气湿化瓶。

2. 除加床外，病区原则上不备用瓶装氧气，瓶装氧气筒有支架车，并挂有"满"或"空"标志；手术室瓶装氧气筒外使用专用布套，以区分于其他气体。

3. 病房氧气袋处于备用状态可满足患者需要；急诊室氧气袋充好氧气，呈备用状态。

4. 氧疗物品箱定点放置，并按消毒规范消毒，呈备用状态。

第七条 抢救车管理。

1. 严格遵守抢救车管理五定制度：定人保管、定时核对、定点放置、定量供应、定期消毒。

2. 抢救车封存管理，须注意：每两周定时开封检查一次，锁扣由护士长统一管理，上锁后按锁扣上编号的后三位数字登记。使用后及时补充封存。

3. 封闭中的抢救车，每天在早班接班时检查一次封存情况，并记录于随车的封存记录本上，逢护士长检查日，必须在封存记录本上检查栏内打钩显示。

4. 开启后的抢救车（非封存状态下）每班清点并记录在车内的抢救药品/物品清点表上；护士长（含专职护士）每次清点后也须在车内清点表上签名。

5. 抢救器材及药品力求完备，抢救物品一般不外借，以保证应急使用。

6. 原则上抢救车内不放置麻醉、精神类、毒性药物（详见"麻醉、精神类、毒性药品管理制度"）。

第八条 其他常用和专科仪器设备使用流程、注意事项、故障应急预案、日常使用管理要求详见B、C类。

第七节 导管室常用仪器设备和抢救物品使用管理制度

一、总则

（一）物品使用管理

1. 护士长对导管室物品负有领取、保管、报损等责任，应建立账目，分类保管，定期检查，做到账物相符。

2. 各类物资有专人分工管理，应按照需要保持合理的基数，定期核对、清点。如有不符，应查明原因。

3. 凡护士因不负责任或违反操作规程而损坏物品的，应根据医院制度进行赔偿。

4. 各种物品应呈良好运转状态，发现损坏挂"坏"标识，放指定地点；并应及时送往总务、设备科进行维修，不能维修时应及时办理报废手续，保证供应。

5. 掌握各类物品的性能，注意保养，以提高使用率。

6. 借出物品必须有登记手续，经手人要签名，重要物品须经护士长同意方可借出。抢救器材必须调配时，应按照规范进行调配。

7. 护士长调动时，必须做好移交手续，交接双方共同清点并签名。

（二）仪器、设备使用管理

1. 医疗仪器、设备应指定专人负责保管，定期检查，保持性能良好，认真记录。

2. 医疗仪器、设备使用前，必须了解其性能，使用时严格遵守操作规程，用后须消毒处理，清洁后归还原处。

3. 医疗仪器、设备外借，须有登记手续。使用后及时归还，保证供应。

（三）物品、仪器设备使用培训

1. 新的物品、仪器和设备在使用前，应由专业人员提供培训，教会护士正确使用方法和注意事项。

2. 使用物品、仪器和设备时应该按照操作规程，不得随意更改或减少步骤，尽量避免故障和意外情况。

3. 在使用中可能出现的意外情况，应按照预案及时处理，避免不良后果，避免影响患者的治疗和健康。

（四）物品、仪器和设备保养

应按照要求由专职部门进行保养；出现故障或问题时应及时报修，并做好维修记录。

二、仪器、设备及抢救物品使用管理

（一）我院实行抢救仪器、设备统一管理

设备调运中心实行24小时值班，负责监护仪、输液泵（微泵）、呼吸机等仪器设备的日常维护工作，确保仪器设备处于备用状态，维持良好功能，便于随时调用。另导管室常备吸引器、氧疗设备、监护仪和除颤仪等急救设备，由科室负责维护、保养和监测。

（二）仪器设备在科内使用期间设专人负责日常管理工作

1. 导管室建立仪器设备目录清单和使用登记本，做好使用登记工作。

2. 各机应附有随机操作卡，按上述使用要求和规程，进行规范使用和操作。

3. 导管室应加强仪器设备操作的培训，对所有仪器设备的使用人员进行相应的专项知识培训。新进仪器设备应按照产品说明书和厂家要求，建立使用规范和流程。

4. 由专人对使用期间的仪器设备进行维护保养和监测。

（1）维护保养：外观清洁；按时或及时充电；放固定位置；导线不折叠、不裸露。

（2）监测：时间正确、启动正常；报警系统有效；处于备用状态。

（3）应每周至少保养、监测一次，包括科室常备除颤仪、吸引器等，以及需临时备用的输液泵、微量输注泵、心电监护仪等，由护士长制定专人负责的各项仪器设备的专项管理制度，有使用、保养、检查、交接、维修记录，并填写仪器日常保养记录单。

（三）使用中的仪器设备遇故障及时报修，实时与设备调运中心联系

1. 仪器设备遇故障须与备用仪器分开放置，挂"坏"警告标识，不能擅自调换设备附件。

2. 仪器故障送修期间，应及时启动设备科的调配流程，确保抢救时应用。

3. 科内固定仪器设备的维修，需填写保修/维修记录表。

（四）导管室须做好留在科内抢救设备的管理

包括简易呼吸器、电动吸引器、氧疗设备、监护仪、除颤仪等，做到定点放置、定期检查、功能良好、启动及时。

（五）各种抢救仪器、设备及抢救物品应建立使用规范和意外情况处理预案并加强培训

遇意外情况及时、正确处置：各护理单元、所属片区护理部按照计划培训、考核。定期模拟场景，考核医疗设备故障和意外事件应急预案实施的有效性。

1. 电动吸引器管理：

（1）导管室电动吸引器必须每周检查，专人保养，呈备用状态，性能良好。

（2）各管道连接准确，停止使用时及时清洁、浸泡消毒贮液瓶及胶管，干燥备用。

（3）一旦发生使用故障，白天立即送设备科检修或调配新机器，夜间联系相邻最近病区借用，次日及时交班。

（4）建议使用设备带负压吸引，电动吸引器在紧急状态下使用。

2. 氧疗设备管理：

（1）医院以液氧方式为临床提供氧气。备用状态下设备带上不用安装氧气湿化瓶。

（2）导管室原则上不备用瓶装氧气。瓶装氧气筒有支架车，并挂有"满"或"空"标志；导管室若需用瓶装氧气筒，筒外使用专用布套，以区分于其他气体。

（3）导管室氧气袋充好氧气呈备用状态，满足患者转运需要。

（4）氧疗物品箱定点放置，并按消毒规范消毒，呈备用状态。

3. 除颤仪管理：

（1）除颤仪定点放置，定时检查，专人保养。加强医护人员培训，做到规范、正确、安全使用。

（2）建立除颤仪使用维护清点本，每班检查，并保存检测记录，定期充电，处于备用状态，导电膏、心电图纸处于备用状态。

（3）每次使用后用75%酒精棉球擦拭除颤仪外壳。每周专人检查机器性能。

（4）自动体外除颤仪备在抢救车上，每两周进行检查、保养和充电。

（5）导管室每个手术间配备有一台除颤仪。

4. 监护仪管理：

（1）监护仪由科室专人定期检测性能，做终末清洁、消毒。

（2）导管室日常维护：每天对使用中的监护仪进行安全检查和功能检查，同时检查附件是否完整，导联连接是否完好；避免在强光、震动、潮湿、灰尘较多的地方使用，避免遇水；每日擦拭机器表面，保持清洁。

（3）设立清点、使用、维修登记本。

5. 抢救车管理：

（1）严格遵守抢救车管理五定制度：定人保管、定时核对、定点放置、定量供应、定期消毒。

（2）抢救车封存管理，须注意：每两周定时开封检查一次，锁扣由护士长统一管理，上锁后按锁扣上编号的后三位数字登记。使用后及时补充封存。

（3）封闭中的抢救车，每天在早班接班时检查一次封存情况，并记录于随车的封存记录本上，逢护士长检查日，必须在封存记录本上检查栏内打钩显示。

（4）开启后的抢救车（非封存状态下）每班清点并记录在车内的抢救药品/物品清点表上；护士长（含专职护士）每次清点后也须在车内清点表上签名。

（5）抢救器材及药品力求完备，抢救物品一般不外借，以保证应急使用。

（6）原则上抢救车内不放置麻醉、精神类、毒性药物（详见"麻醉、精神类、毒性药品管理制度"）。

三、新仪器设备的使用管理

1. 新进仪器设备应按照产品说明书和厂家要求，建立使用规范和流程。

2. 应由专人对护理人员加强培训，保证每位护士掌握正确使用和及时处理意外事件的方法。

3. 必要时按照规范进行试用，确定仪器设备的相关参数，为全院护士建立使用规范做铺垫，并更新相关制度。

4. 护理部应加强督查，及时发现临床问题，并给予改进措施。

四、仪器设备意外事件管理处置

（一）我院实行仪器统一管理

设备调配中心实行 24 小时值班待命，负责日常维护、调配和意外事件处理等。

（二）减少人为操作不当所致的仪器设备意外事件

1. 新设备到货后，设备调配中心督促厂方一起培训相关科室医护人员，按使用要求制定操作规程，制作随机操作流程卡。

2.临床科室使用仪器设备必须做到一级保养并有记录，部分抢救设备、科内自留设备等有使用、保养、检查、交接、维修记录，由护士长制定专人负责的各项仪器设备的专项管理制度。

（三）处理外部事件所致的仪器设备意外事件

遇到停电，应立即关机，待供电正常时方可重新开机，支持患者生命的设备启用备用电源。

（四）防范、处理设备故障所致的意外事件

1.一旦发现仪器设备发生问题，应立即停止使用，及时报设备调配中心，科内自备抢救设备联系设备科分管负责人维修。

2.遇到仪器设备工作不正常或怀疑设备对患者产生不良反应时，应首先断开电源供给，以免加剧故障，立即通知设备科查明原因。

3.抢救设备一旦发生故障，应立即启动紧急替代方案，启动设备调配流程（监护仪、呼吸机、推泵等仪器调配），确保患者安全。

4.使用呼吸机的患者必须在床边备有呼吸球囊。

1）监护仪：

（1）再次检查监护仪是否处于通电状态、导联连接是否妥当，确认机器故障，必要时重新开机。

（2）联系调配中心下送移动式监护仪，并收取借物收据；科室接到调配中心调配备用仪器的电话，必须服从调配。

（3）加强巡视，启动手工测量血压等，确保患者安全。

（4）使用完毕的监护仪及时归还调配中心进行清洁、保养，

以进行全院协调。

（5）若固定监护仪出现问题时，应检查导线或更换模块，若有效则标注模块或导线故障；若无效，及时更换床位，标注仪器故障，及时上报设备科维修并记录交班。

2）呼吸机：

（1）立即脱开呼吸机管路，通知值班医生，使用简易呼吸器手动通气。

（2）密切观察血氧饱和度指标，观察患者面色、甲床、指端色泽等。

（3）重启呼吸机，检查管路连接和湿化装置密闭性，检查机器性能，观察膜肺情况。

（4）确定机器故障，立即更换备用呼吸机或联系设备调配中心。

3）除颤仪：

（1）除颤仪属科内自备抢救设备，每周专人检查性能，发现问题立刻联系设备科，必要时厂方调剂新机器。

（2）遇紧急抢救，应立即徒手做心肺复苏，同时另一名医护人员立即向另外三个手术间或其他对口护理单元借用，确保在第一时间取得。

4）电动吸引器：

（1）专人保养，每周检查、测试负压值是否能达到吸痰标准限值，呈抢救备用状态。

（2）遇停电、机器故障，应加强病情监测，需要时可启动病区设备带负压装置接引流瓶。

（3）及时通知设备科进行维修。

5）输液泵（微泵）：

（1）检查输液泵(微泵)故障的原因,排除人为操作不当因素。

（2）条件允许的先做科内仪器调整,保证抢救药品输注,不可延误治疗。

（3）立刻联系调配中心下送,必要时手动推药；血管活性药物在保证浓度一致的情况下启用精密输液装置控制速度。

（4）密切关注危重患者生命体征,严防药物作用导致不良后果。

6）CT：

（1）CT上岗人员须经院领导批准,未经批准不许擅自动用机器,违者以违纪处理。

（2）上岗人员必须按医院要求着装,非本岗人员不得在本室逗留。

（3）CT科工作人员要严格执行操作规程,密切注意机器运转情况,如发现异常现象和故障立即停止操作,上报院领导,经检查维修正常后方可进行工作。

（4）CT机扫描前要进行管球预热,工作时操作人员不得离开机器,工作完毕后关好机器,并认真填写交接班记录簿。

（5）操作人员和诊断医生及护士共同做好机房内及办公室的卫生工作。

（6）严禁人情检查及漏收、私收,违者按有关规定处罚。

（7）CT科全体工作人员要热情接待每一位患者,说话要和气,回答问题要耐心。

（8）认真做好"四防安全"工作,下班前要检查电源,关好门窗等。

（9）发现疑难病例，科室医生共同会诊或请有关科室医生研讨后方可出诊断报告。认真看书学习，不断提高专业技术水平。

（10）机器房内温度应在17~21℃，电源电压以380V为正常，否则不能开机。

7）核磁共振：

（1）严禁各类大型金属物体进入磁体间，如铁质的车、床、担架，氧气瓶，非磁共振用高压注射器等，以防造成严重的设备损害，甚至危及人身安全。

（2）各种线圈导线、心电门控导线不能折，亦不要直接接触患者皮肤及磁体内壁。

（3）各种抢救设备不要带入磁体间。

8）设备使用制度：

（1）X线机必须由熟悉机器性能、具有相应资格的操作人员操作，放射科医师和技术员应了解机器使用方法，严格遵守操作常规，避免因不当使用而引起的机器故障。

（2）CT、MRI工作人员必须持有卫生部门颁发的大型医用设备CT、MRI上岗合格证。

（3）DSA工作人员每天上班前需按有关规定和程序测试机器的基本功能并做好测试记录，保证设备正常开机使用。做好基架、床面及控制台的清洁工作，检查机房内配备的辅助用品及防护用品等，做好检查前的各项准备工作。

（4）按照影像操作规程及设备使用方法，摆放病人正确的体位，设置合理的检查条件和参数，以保证得到符合诊断要求的影像检查资料。

（5）设备使用过程中应注意是否正常运转，有无异常现象，如发现有异常的声音、气味和任何故障应立即停止使用，通知维修人员到场检查。

（6）其他科室医师使用本科设备需得到DSA专业人员同意，事先预约，由DSA工作人员指导使用，使用完毕应经DSA人员验收后方可离开机房。

（7）每日工作结束后，将设备恢复至初始位状态，并做好设备的使用记录。

（8）工作结束后，清点机房内的防护用品及辅助用品，做好设备和机房的清洁工作。

9）设备维修保养制度：

（1）DSA机器维修、保养工作，由设备科或放射科专职维修人员负责。

（2）DSA设备的检查需有日常运行情况、故障和维修记录。

（3）定期进行机器的检查、保养和清洁工作。

（4）设备发生故障时，维修人员应随时响应，立即检修，尽可能排除故障。不能修复时，立即与设备科（处）和设备供应公司维修人员联系，并及时向科主任汇报和说明情况。

（5）督促本科医技人员严格按操作规范使用设备。

（6）每周巡视所有设备运行情况。

（五）定期模拟场景

考核医疗设备故障和意外事件应急预案实施的有效性。

第八节　导管室 DSA 设备使用管理制度

1.数字减影血管造影（DSA）设备使用人员实行技术考核、上岗资格认证制度。大型医用设备使用操作人员须经考核合格，取得大型医用设备上岗人员技术合格证，并在省市卫生主管部门登记注册方可上岗工作。

2.DSA设备投入使用后，科室专人负责日常管理，制定操作规程，保证运行环境良好，对使用情况进行登记。

3.DSA设备操作人员必须做到正确、合理使用设备，实行岗位责任制和值班制，未经医院设备科同意不得擅自拆卸任何设备。

4.DSA设备保管操作人员有责任对仪器设备实行一级保养，即每天进行擦灰除尘，机械运转部分应按时润滑。开机前要检查各种工作条件是否具备，经验证无误后方可开机使用。

5.DSA操作人员需记录仪器的使用及保养情况，记录需清楚、简洁、完整，便于日后查用。对DSA设备应每年进行强制检测，发现问题及时汇报和整改。

6.DSA设备如有故障，不得继续进行操作，要及时排除。

7.DSA设备发生故障由导管室向医院设备科提出维修申请，故障及报修情况均应有记录。

8.每台DSA设备均应建立专门的维修保养和检修档案，维护及保养工作应定期进行，并用专门登记本做好记录。DSA 设备操作人员应将记录本放置于相应设备间或悬挂于合适位置。DSA 机维修过程和结果要有记录。

9. 如遇使用 DSA 机淘汰，应做好记录，向卫生监督机构及有关部门申报。

第九节　导管室器械申领使用管理制度

1. 介入器械在院长领导下由分管副院长负责管理，由设备物资部负责仪器设备的购置（包括接受试用和赠送）、验收、建立档案、维修、调拨、报废及事故审查工作。

2. 导管室购置介入器械，必须遵循"经济、实用"的原则，于每月初报出需求计划，急需设备可报当日计划交设备科物资部。购置单价五万元以下的仪器设备，应在医院 OA 系统填写物资申请表；五万元以上的必须填写论证表，并按"招标采购制度"实施。属于购买科研、教学设备及器材的申购报告，尚需经科教部审批后再交设备物资部执行。凡是单价超过一万元的设备购买合同均需通过医院审计后才能生效。

3. 导管室所有介入器械必须先入库、后领用。入库后在一个月内由使用科室专业技术人员、设备物资部共同验收，并填写验收记录。合同规定由厂商安装调试的，必须与厂商一同开箱验收。对大型设备可临时组织验收小组验收。

4. 加强介入器械管理。导管室器械由专人管理，建立健全器械档案。

5. 导管室所用一次性使用介入器械必须由设备科统一集中采购，不得自行购入。

6. 导管室禁止使用未经医院招标购入的植入性医疗器械、高值器械产品。

第十节　导管室一次性医疗器械、高值耗材使用管理制度

1. 导管室禁止使用未经医院招标购入的一次性医疗器械、高值耗材产品。

2. 医院设备科要保证临床所用一次性医疗器械、高值耗材产品符合国家相关法律、法规所规定的产品质量要求，要按照规定履行索证程序，确认生产厂家的合法资质。

3. 导管室所有高值耗材均采用条形码管理。

4. 专职护士负责管理耗材的清领、使用、记账、收费等手续。

5. 导管室每月对库存进行清点。定期检查物品有效期，使用前还应检查小包装有无破损、失效，产品有无不洁净等。

6. 导管室由专人负责建立登记账册，记录生产厂家、供货单位，以及产品名称、数量、规格、单价、批号、消毒或灭菌日期、失效期、出厂日期、卫生许可证号和供需双方经办人姓名等。

7. 一次性医疗器械、高值耗材按有效期先后摆放于阴凉干燥的储物柜内，距地面20cm，距墙壁5cm。

8. 医院所用一次性使用介入耗材必须由设备科统一集中采购，导管室不得自行采购。

第十一节　导管室外来器械植入物使用管理制度

1. 导管室禁止使用未经医院招标购入的植入性医疗器械产品。

2. 介入手术中置入的所有内置物（如弹簧圈、起搏器、支架等）必须有患者或家属在植入器械使用同意书上签字同意。

3. 签差价单过程中应说明选择的介入耗材类型，手术记录中应记载植入内置物的厂家、类型、数目。

4. 手术中所用植入性医用器材的产品合格证及条形码应粘贴在手术记录单上。

5. 建立植入性医疗器材产品的出库登记、使用登记，登记表保存期限 10 年以上，以备产品质量追溯。

6. 发现私自购入、使用植入性医用器材，由医院纪检委处理。

第十二节 介入器材购入使用登记制度

为加强介入耗材管理,保证耗材质量,对介入耗材的购入、使用与管理作如下规定:

一、购入范围

1. 各类植入人体的介入医用材料(如起搏器、冠脉支架等)。
2. 一次性手术器械及介入手术包。
3. 介入治疗的导管、导丝、穿刺针等。

二、购入程序

1. 设备科负责供应商产品的有关证明文本的审核(包括生产许可证、市卫计委或防疫站颁发的有效证件、报价单等),洽谈材料价格及售后服务承诺。根据实际使用情况,统一负责采购。
2. 介入手术室根据业务需要制订购入计划。

三、使用登记规定

1. 介入手术室及导管室必须对设备科统一购入的耗材进行验收、登记。
2. 按需购进介入耗材,使用时进行详细登记,对已用及未用器械进行认真统计,对体内植入耗材(如支架)进行使用登记,并有跟踪记录。

3. 科室应当按照无菌器械存放要求，妥善保管无菌器械并与其他医疗器械分区储存。

4. 凡需进入介入手术室使用的医用材料由介入手术室统一管理，任何科室、个人不得私自将介入材料带入介入手术室。

5. 使用前应将使用目的、材料类型、基本价格、手术风险告知患者或其家属，并请患者或家属在知情同意单上签名认可。使用前按照操作规程检查无菌器械包装是否完好，如出现破损或者超过有效期等情形的，应当停止使用。

6. 在使用植入人体内的人工材料、介入治疗等材料时，必须将材料的有关厂名、生产材料批号等证明单粘贴在手术记录单上。

7. 没有批准的材料一律不能使用，否则由此产生的一切后果由使用者个人承担全部责任。

第十三节 大型医疗设备故障应急预案

一、目的

本预案主要目的是针对放射科大型医疗设备突发故障及时调整工作流程,完成相应的医学检查,保证正常的诊疗秩序,杜绝差错,提高服务质量。

二、总则

当大型医疗设备突发故障时,首先应由相应岗位上机医师和技术人员进行简单处置,内容包括:

(1)暂停检查;

(2)将患者转移至非工作区域;

(3)进行包括重新启动在内的简单故障排除方法。

同时应通知当天备班科主任、住院总医师、相关技术组长、科室机修组。

如简单处置后,设备能够正常运转,则恢复检查流程;如设备无法正常运转,则进入突发故障处置流程。

三、故障处置流程

本流程包括:设备报修和故障排除环节;患者分流环节;岗位调整和人员安排环节。

1.设备报修和故障排除：

由当天该岗位上机医师和技术人员上报技术组长和科机修组，由后者向相应的设备供应商报修，同时由后者对设备故障和维修进行记录。本记录应包括：

（1）报修设备名称；

（2）故障内容：时间、有无诱因、故障状况、报修时间、报修人；

（3）设备维修状况、更换零配件、修复时间、工程师、有无保修期限、科室验收人。

2.患者分流：

在发生设备故障后，由当天该设备上机医师、技术人员和相关护理人员组成现场处置小组，共同完成患者分流和相应解释工作。

小组在故障设备工作区域保留一名工作人员，其他人员应一次陪同患者至其他设备工作区域完成检查。如有危重病例（昏迷、采用生命支持设备、重度颅脑外伤及其他生命体征不稳定病例），则由上机医师负责通知临床相关医师，共同完成转诊并做好记录。

患者接收区工作：鉴于患者分流会造成接收区域病例等候时间延长，因此现场处置小组人员应做好接收区域患者解释工作，然后按照患者病情轻重等级安排检查顺序。

3.岗位调整和人员安排：

在发生设备故障后，现场处置小组成员除一人留守外，其余人均参加接收区工作。

故障设备上机医师协助接收区域上机医师共同完成检查并负责协助诊断医师完成工作。故障设备诊断医师共同完成接收区诊断报告，如有急诊诊断医师，则仍同样完成急诊报告（半小时内）；故障设备技术人员和护理人员协助完成相应工作。由住院总医师负责相应人员的协调工作。

4. 如两台及以上同类设备同时突发故障并无法及时修复时，则由科主任和住院总医师共同负责进行病例分流和流程调整。

第十四节　放射卫生防护知识

一、DSA成像原理

（一）概述

数字减影血管造影（DSA）由美国威斯康星大学的Mistretta小组和亚利桑那州立大学的Nadelman小组首先研制成功，于1980年11月在芝加哥召开的北美放射学会上公布于世。

数字减影血管造影基于数字荧光成像。20世纪60年代初，X线机与影像增强器、摄像机和显示器相连接。60年代末，在影像增强器这一结构上开发了碘化铯输入荧光体。80年代初，开始了数字X线成像，在X线电视系统的基础上利用计算机数字化处理，使模拟视频信号经过采样模数转换（A/D）后直接进入计算机进行存储、分析和保存。这种系统实际上是X线电视系统与计算机数字图像系统的结合。其最具有代表性的是数字减影血管造影，它使得血管造影的临床诊断能够快速、方便地进行，促进了血管造影和介入治疗技术的普及和推广，亦促成了专门用于数字减影血管造影临床应用的设备——DSA系统产品的诞生。

（二）成像原理

DSA是建立在图像相减的基础上的。最早是利用两相似图像照片，作光学减影处理，来突出两者间的差别。目前的 DSA 是基于顺序图像的数字减影，其结果是在减影图像中消除了整个骨骼和软组织结构，使浓度低的对比剂所充盈的血管在减影图像中被显示出来。

数字减影血管造影是利用影像增强器将透过人体后已衰减的未造影图像的 X 线信号增强，再用高分辨率的摄像机对增强后的图像作一系列扫描。扫描本身就是把整个图像按一定的矩阵分成许多小方块，即像素。所得到的各种不同的信息经模/数转换成不同值的数字，然后存储起来。再把采集到的造影图像的数字信息与未造影图像的数字信息相减，所获得的不同数值的差值信号，经数/模转换成各种不同的灰度等级，在阴极射线管上构成图像。由此，骨骼和软组织的影像被消除，仅留下含有对比剂的血管影像。

将采集到的没有注入对比剂的数字图像矩阵存于存储器 1 内作为 mask 像。把采集到注入对比剂的数字图像矩阵存于存储器 2 内，称其为造影像。然后经运算逻辑电路使两图像对应部分进行数字相减，则得出减影图像矩阵，存入显示存储器中，再经显示器显示出来，即减影像。

因此，在造影期间进行两次曝光，一次是在对比剂到达兴趣区之前，一次是在对比剂到达兴趣区并出现最大浓度时。如果病人在曝光过程中保持体位不移动，则两图像之间的唯一差别是含有对比剂的血管，它们两者的差值信号就是 DSA 的信号。随着血管内碘浓度（PI）与血管直径（d）乘积的增加，DSA 差值信号也增加。故 DSA 的信号由对比剂的投射浓度（PI）和血管直经（d）所决定。

二、DSA成像方式

DSA的成像方式分静脉DSA和动脉DSA。静脉DSA分外周静脉法和中心脉法；动脉DSA分选择性动脉DSA和超选择性动脉DSA。现阶段随着介入放射学的发展及广泛的临床应用，以选择性和超选择动脉DSA为主。

（一）静脉DSA（IV-DSA）

发展DSA最初的动机是希望从静脉注射方式中显示动脉系统，因此，最早应用的DSA是经外周静脉（如肘静脉）注射大量造影剂。但是，静脉内注射的造影剂到达靶动脉之前要经历约200倍的稀释，动脉碘浓度低。同时因为造影剂流至靶动脉有一定的时间（循环时间），容易形成运动伪影，图像质量较差。而要得到较好的图像，需要高剂量的造影剂注射，另外显影的动脉血管相互重叠，对小血管显示不满意。对中心静脉法DSA来说，也有一定的损伤性，所以现在较少应用。

（二）动脉DSA（IA-DSA）

IA-DSA需要选择或超选择插管，随着介入诊断和治疗的广泛开展，应用也越来越广泛。此法使用的造影剂浓度低，造影剂不需长时间的流动与分布，并在注射参数的选择上有许多灵活性。实践证明IA-DSA具有如下优点：

①造影剂用量少，浓度低；
②稀释的造影剂减少了病人不适，从而减少了移动性伪影；
③血管相互重叠少，明显改善了小血管的显示；
④灵活性大，便于介入治疗。

（三）动态 DSA

DSA 的影像是从蒙片与含造影片相减的过程中分离出来的。在造影过程中，由于肢体移动，就会出现蒙片与造影片配准不良，而产生运动性伪影的 DSA 图像。然而，随着 DSA 技术的发展，对于运动部位的 DSA 成像，以及 DSA 成像过程中球管与检测器同步运动而得到的系列减影像，均已成为了事实。所以，将 DSA 成像过程中，在球管、人体和检测器的规律运动的情况下获得 DSA 图像的方式，称为动态 DSA。

三、DSA 减影方式

DSA 的减影方式基本上分为三种，即时间减影、能量减影和混合减影。20 世纪 60 年代曾经采用过光学减影、电视减影，目前已不再应用。现应用最多的是时间减影中的连续方式、脉冲方式和路标方式。

（一）时间减影

时间减影是 DSA 的常用方式，在注入的对比剂团块进入兴趣区之前，将一帧或多帧图像作 mask 像储存起来，并与按时间顺序出现的含有对比剂的充盈像进行相减。这样，两帧间相同的影像部分被消除了，而对比剂通过血管引起高密度的部分被突出地显示出来。因造影像和 mask 像两者获得的时间先后不同，故称时间减影。

1. 常规方式：

常规方式是取 mask 和充盈像各一帧进行相减，有手动和自动供选择。手动时由操作者在曝光期根据监视器上显示的造影情况，瞬间摄制 mask 和充盈像，mask 的选定尽可能在血管充盈前的一瞬间，充盈像的选定以血管内对比剂浓度最高为宜；自动时由操作者根据导管部位至造影部位的距离、病人的血液循环时间、事先设定注药至 mask 间的时间，以及注药到充盈像的时间。这样，mask 像和充盈像就根据设定而确立，并作减法运算。

2. 脉冲方式：

脉冲方式为每秒进行数帧的摄影，在对比剂未注入造影部位前和对比剂逐渐扩散的过程中对 X 线图像进行采集和减影，最后得到一系列连续间隔的减影图像。此方式与间歇性 X 线脉冲同步，以一连串单一的曝光为其特点，射线剂量较强，所获得的图像信噪比较高，图像质量好，是一种普遍采用的方式。这种方式主要适用于脑血管、颈动脉、肝动脉、四肢动脉等活动较少的部位，对腹部血管、肺动脉等部位的减影也可酌情使用。

3. 超脉冲方式：

超脉冲方式是在短时间内进行 6~30 帧 / 秒的 X 线脉冲摄像，然后逐帧高速重复减影，具有频率高、脉宽窄的特点。连续观察 X 线数字影像或减影图像，具有动态显像。

这种方式的优点是能适应心脏、冠脉、主肺动脉等活动快的部位，图像的运动模糊度小。

4. 连续方式：

X 线机连续发出 X 线照射，得到与电视摄像机同步、25~50 帧 / 秒的连续影像信号。亦类似于超脉冲方式，以电视视频速度观察连续的血管造影过程或血管减影过程。

这种方式的图像频率高，能显示快速运动的部位，如心脏、大血管，单位时间内图像帧数多，时间分辨率高。

5. 时间间隔差方式：

mask 像不固定，顺次随机地将帧间图像取出，再与其后一定间隔的图像进行减影处理，从而获得一个序列的差值图像。mask 像时时变化，边更新边重新减影处理。时间间隔方式相减的两帧图像在时间上间隔较小，能增强高频部分，降低了由于病人活动造成的低频影响，对于心脏等具有周期性活动的部位，适当地选择图像间隔帧数，进行时间间隔方式减影，能够消除相位偏差造成的图像运动性伪影。时间间隔也可以作为后处理方式。

6. 路标方式：

路标技术的使用为介入放射学的插管安全迅速创造了有利条件。具体操作是：先注入少许对比剂后摄影，再与透视下的插管作减影，形成一幅减影血管图像，作为一条轨迹并重叠在透视影像上。这样就可以清楚地显示导管的走向和尖端的具体位置，使操作者顺利地将导管插入目的区域。

这种方法分为三个阶段：

（1）活动的数字化透视图像：踩脚闸到松开脚闸，最后的图像—辅助 mask 图像形成。

（2）活动的减影透视：减影开始于一幅 mask 形成之后，只要没有注射对比剂，监视器上就没有图像，注射少量对比剂后，血管开始显像，血管充盈最多时对比度最高，此时充盈像代替了辅助 mask。

（3）活动的图像与透视 mask 相减，显示差值部分。

综上所述，路标技术是以透视的自然像作辅助 mask，用含对比剂的充盈像取代辅助 mask 而作实际 mask，与后来不含对比剂的透视像相减，获得仅含对比剂的血管像，以此作为插管的路标。

7.心电触发脉冲方式:

心电触发 X 线脉冲与固定频率工作方式不同,它与心脏大血管的搏动节律相匹配,以保证系列中所有的图像与其节律同相位,释放曝光的时间点是变化的,以便掌握最小的心血管运动时刻。外部心电图信号以三种方式触发采像:①连续心电图标记;②脉冲心电图标记;③脉冲心电图门控。

心电触发脉冲方式避免了心脏搏动产生的图像运动性模糊。所以,在图像频率低时也能获得对比度和分辨率高的图像。此方式主要用于心脏大血管的 DSA 检查。

(二)能量减影

能量减影也称双能减影、K 缘减影,即进行兴趣区血管造影时,同时用两个不同的管电压如 70kV 和 130kV 取得两帧图像,作为减影对进行减影,由于两帧图像是利用两种不同的能量摄制的,所以称为能量减影。

能量减影是利用碘与周围软组织对 X 线的衰减系数在不同能量下有明显差异这一特点进行的。在质量衰减系数与能量曲线上,碘在 33keV 时,其衰减曲线具有锐利的不连续性,此临界水平称 K 缘。而软组织衰减曲线则是连续的,没有碘的特征,并且能量越大,其质量衰减系数越小。

碘的这种衰减特征与碘原子在 K 层轨迹上的电子有关,若将一块含骨、软组织、空气和微量碘的组织分别用略低于和略高于 33keV 的 X 线能量(若分别为 70kV 和 120~130kV)曝光,则后一帧图像比前一帧图像的碘信号大约减少 80%,骨信号大约减少 40%,气体则在两个能级上几乎不衰减。若将这两帧图像相减,所得的图像将有效地消除气体影,保留少量的软组织影及明显的骨与碘信号。若减影前首先将130kV状态时采集的影像由1.33的因数加权,则减影处理后可以很好地消除软组织及气体影,仅留下较少的骨信号及明显的碘信号。

(三)混合减影

混合减影(hybrid subtraction)是1981年由Bordy提出的技术。其基于时间与能量两种物理变量,是能量减影同时间减影技术相结合的技术。

其基本原理是:对注入对比剂以后的血管造影图像,使用双能量K缘减影,获得的减影像中仍含有一部分骨组织信号。为了消除这部分骨组织信号,得到纯含碘血管图像,须在造影剂未注入前先做一次双能量K缘减影,获得的是少部分骨组织信号图像。将此图像同血管内注入对比剂后的双能K缘减影图像再作减影处理,即得到完全的血管图像,这种技术即为混合减影技术。

混合减影经历了两个阶段,先消除软组织,后消除骨组织,最后仅留下血管像。

混合减影要求在同一焦点上发生两种高压,或在同一X线管中具有高压和低压两个焦点。所以,混合减影对设备及X线球管负载的要求都较高。

第二章　患者体位及仪器操作

第一节　术中 DSA 患者体位放置方法

一、体位

检查时仰卧位为主。

二、注意事项

1.患者加强固定,以防术中坠床风险。

2.应注意手术时手臂不可伸出手术床外,以免使用 DSA 仪器过程中误伤患者。

3.使用前,应先移除无影灯、麻醉机等仪器,避免 DSA 碰撞。

4.做好自身辐射防护(铅衣、铅帽等)。

5.使用 DSA 手术前需询问患者详细病史、有无明显过敏,必须做碘过敏试验。

6.脉造影术后,穿刺部位制动,同时需要局部压迫止血,注意穿刺部位有无出血、渗血、肿胀情况。

7.注意观察末梢血液循环、双足的温度。

第二节 术中磁共振患者体位放置方法

一、头部检查体位

进行头部的血管成像时，要注意垂体、内耳、眼眶、鼻窦以及鼻咽部的检查，在处理时最好使用头部专用线圈，患者需保持仰卧位或较为标准的解剖正位，头要先进，十字线需要定位，同时还需从两侧外眼角和正中矢状面经过，而后把它和线圈的横轴中心对正。此时要保持头部不动。

二、颈部检查体位

可采取仰卧标准的解剖正位，可将患者双手放在身体的两侧位置，头部先进，而后定位十字线并经过双下颌角连线的正中矢状面、中心、喉结等位置，之后对准横轴中心。

三、心脏检查体位

胸部、纵隔以及心脏等检查则需利用体线圈以及心脏线圈，保持仰卧标准的解剖正位，并保持双手抱头以及头先进的原则，将十字线进行定位，并经过胸骨柄切迹以及剑突连线的中心位置，还是在正中矢状面对线圈横轴中心作校准。

四、上腹部检查体位

仰卧标准的解剖正位：保持双手抱头的体位，如果患者较为肥胖，则需将十字线定位放在剑突以上1寸左右的位置，如果患者较为瘦弱，则需定位在剑突以下的1寸左右位置。

五、盆腔的检查体位

检查双髋关节、盆骨以及盆腔的患者，要保持仰卧，这也是标准的解剖正位，同时保持双手抱在胸前，同样是头先进，最后进行定位。

六、四肢的检查体位

可选择专用于检查的四肢线圈，检查上肢的患者应头先进，检查下肢的患者需足先进，同时要将躯干和肢体摆为同一水平，利用软垫塞满空虚处，保证图像质量。

七、注意事项

1. 患者加强固定，以防术中坠床风险。

2. 应注意手术时手臂不可伸出手术床外，以免使用磁共振仪器过程中误伤患者。

3. 严格按照磁共振检查流程检查患者。

4. 严禁心脏起搏器或者体内有金属植入物的病人进入检查室，严禁将各类有磁性的金属物体、电子仪器等带入检查室。

5. 严禁未经授权人员允许擅自拆卸系统部件。

6. 设立紧急通道和应急预案，出现意外事件（冒烟、明火、失超等）应立即按下紧急断电按钮，手动拖出病床，撤离患者等所有人员，并联系相关部门。

7. 开始使用系统前，检查床应位于原始位置。

8. 在关闭系统前，检查床应该位于原始位置。

第三节 复合手术床操作

一、手术床的检查

1. 检查刹车：试着旋转手术床，看是否能够被推动；如果未锁紧，将下床柱旁的刹车先向上解锁，再踩 4 次将床柱锁定。

2. 检查归位：手术床是否锁定在 0° 卡止位置，床柱下法兰盘对齐，即处于 0° 卡止位置。

3. 检查遥控系统：遥控器电量充足，操作按键正常，可正常操作放置体位。

二、日常操作步骤流程

根据手术的不同及需求，选择合适的床板。

MAQUET Magnus 1180 为碳纤维多功能电动手术床，该手术床配备 3 个床板：

① DSA 机器与 CT 配备的导管床，能满足外周血管造影和心脏介入造影使用。

② 多关节的手术床板，能满足各种外科手术的需要。

③ MRI 床板，可与手术室内 MRI 床体对接，进行 MRI 检查扫描。

（一）床板展示

如图 2-1 所示。

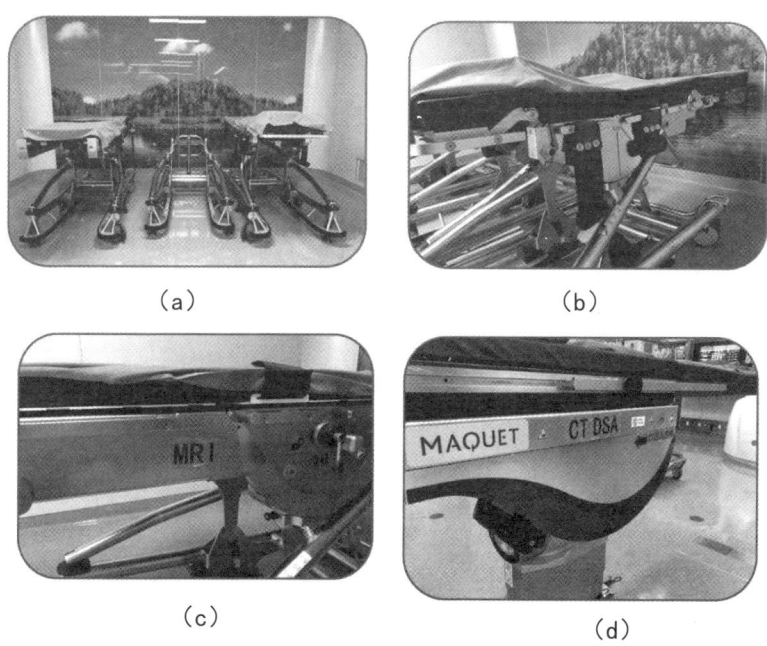

图 2-1　床板

（二）床面转移

床面转移即床面由转运小车转运至床柱上（图 2-2，图 2-3）。

1. 床柱已恢复水平。
2. 床柱已锁定，流程：

（1）将床柱降至转运小车可以被推入；

（2）将转运小车推到底，无需锁定小车；

（3）按住手术床上升按钮，直至听见"嘟"声；

（4）移出转运小车；

（5）上背板下折；

（6）患者上体下折；

（7）患者大腿下折；

（8）状态LED，右腿板被选中；

（9）切换左右腿板；

（10）小腿下折；

（11）头低脚高位；

（12）床面上升（或床面与床柱连接时）；

（13）手术床左倾；

（14）纵向平移（向脚端）；

（15）状态LED，头部位置（详见位置说明）；

（16）显示屏菜单翻页键；

（17）选择按钮，长按，选择功能；

（18）0°位；

（19）上背板上折；

（20）患者上体上折；

（21）患者大腿上折；

（22）状态LED，左腿板被选中；

（23）小腿上折；

（24）头高脚低位；

（25）手术床右倾；

（26）床面下降（或床面与床柱分离时）；

（27）纵向平移（向头端）；

（28）状态LED，脚部位置；

（29）状态LED，中心位置；

（30）患者位置切换钮（仅对模块化床面有效）。

第二章 患者体位及仪器操作

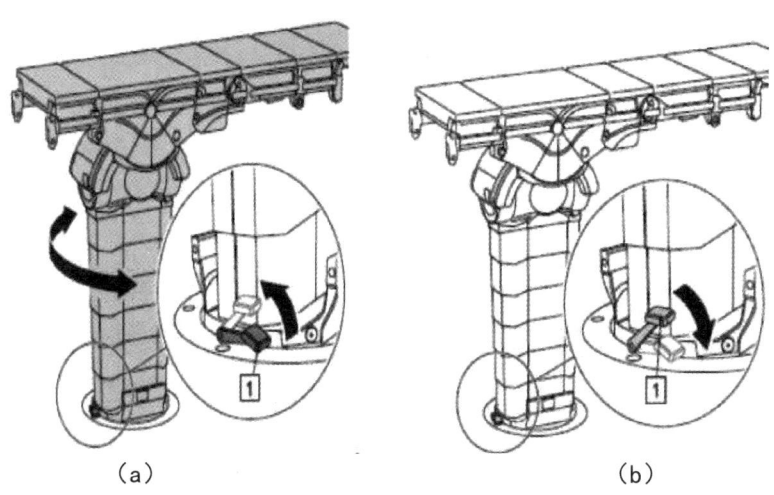

图 2-2 床面转移

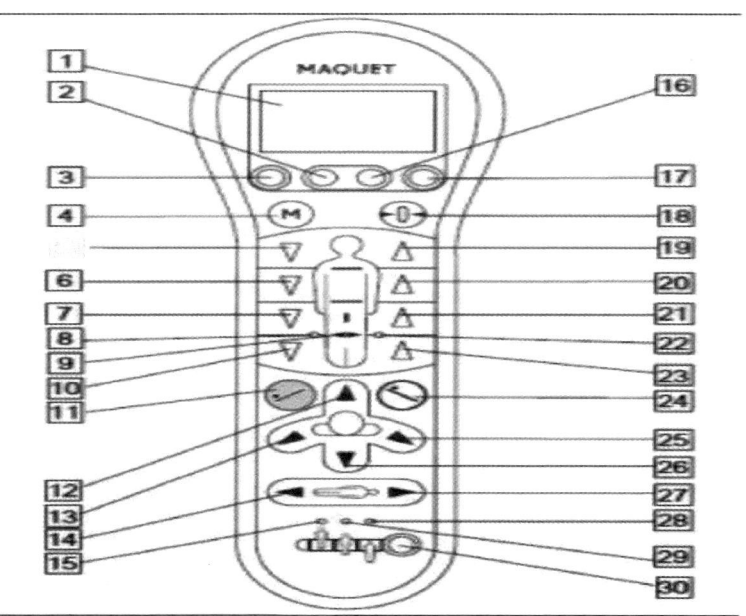

图 2-3 1180 手术床遥控器按键说明

注：1.显示屏（任意按钮按下时亮起）；2.显示屏菜单翻页键；3.选

47

择按钮,长按,选择功能;4.快速记忆(详见遥控器使用指南)。

(三)体位摆放参考

多关节手术床板可用于手术妇科截石位手术、脊柱手术、甲状腺手术、神经外科手术、沙滩椅位神经外科手术和跪卧位手术等(图2-4)。

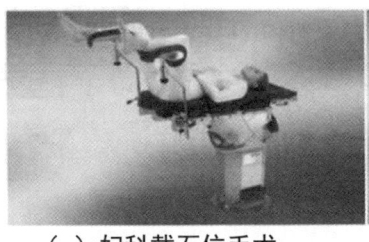

(a)妇科截石位手术　　　　(b)脊柱手术

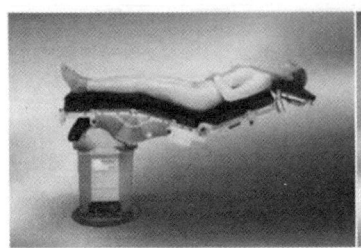 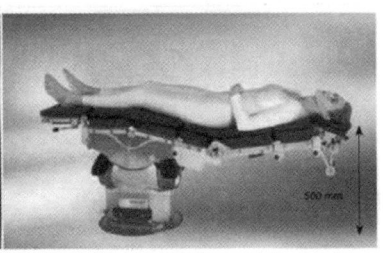

(c)甲状腺手术　　　　(d)神经外科手术

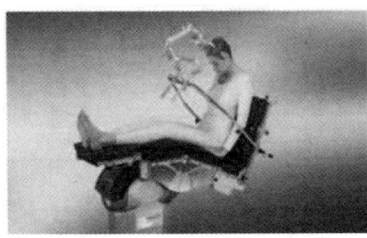 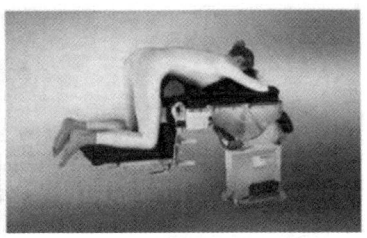

(e)沙滩椅位神经外科手术　　　(f)跪卧位手术

图2-4　多关节手术床板的用途

（四）注意事项

（1）手术结束后，手术床板需复位至水平位（长按遥控器的复位键）。

（2）摆放体位时需加强固定以免患者坠床。

（3）移除手术床上所有配件，以免发生撞击。

（4）根据需要将床头对准 SDA 或 CT，然后将其锁定在 0°卡止位置，避免下次使用时出现检查立柱制动的报错。

（5）如有污迹应及时、彻底擦拭，保持床体整洁。

（6）每两周松开手术床立柱旁的刹车，将手术床至少旋转 20°，然后将其锁定在 0°卡止位置，避免使用时出现检查立柱制动的报错。

第四节 DSA 仪器使用操作

一、开机步骤

按下开机按钮,等到显示屏出现欢迎界面即可,一般需要5分钟(图2-5)。

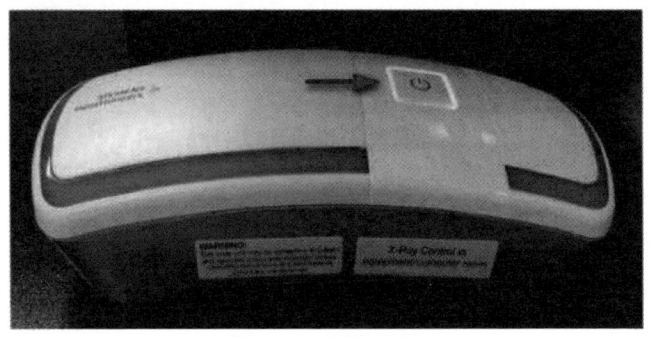

图 2-5 开机按钮

二、日常工作操作步骤流程

1. 开机后检查有无错误信息并进行短暂透视或曝光,以确定机器是否正常运行。

2. 病人信息的输入:敲击键盘上的"病人信息输入"键输入病人信息(黑体字栏必填)并按 exam 确认。

3. 核对更改模式(检查设置),病人信息输入完毕后系统进入病人检查界面。

方法一：在系统控制台上 Examination 界面选择更换模式（检查设置）。

① Card：心脏模式，用于心脏介入；

② Angio：体部 DSA 模式，用于肝、肾以及一些腹部血管介入手术；

③ Neuro：神经介入模式，用于脑血管造影；

④ Spine：数字摄影模式：用于椎体椎间盘手术及食管气管支架植入；

⑤ Angio extremity：下肢血管造影。

方法二：在触摸屏上选择更换模式（检查设置），点击触摸屏上 Examination，选择需要的程序。

① Fluoro：透视；

② Pulse Rate：脉冲率；

③ Protoco：方案；

④ Frame Rate：帧频；

⑤ Series：系统；

⑥ Measure Field: 扫描区；

⑦ Scene Leangth：序列长度。

三、病人检查

1.DSA 机器恢复原始状态（停泊位）处。

2.患者从两侧进入检查床。

3.检查时患者取平卧位（图 2-6）。

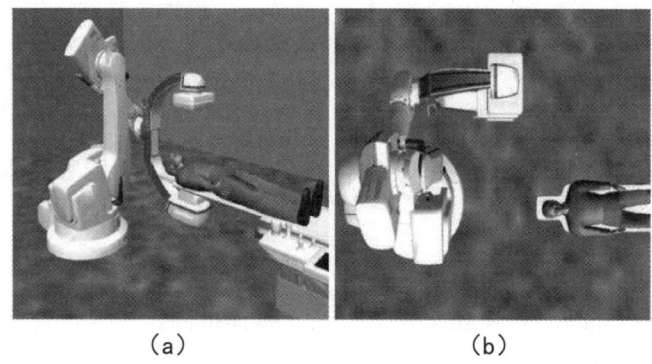

(a)　　　　　　　　　（b)

图2-6　患者转移，用于转移患者的位置（可配置）

四、操作室内显示屏操作

手术期间可通过改变控制室内的一些检查参数获得用户想获得的效果。

1. 一旦患者已经登记，该患者的数据就显示在显示器上。

2. 在检查室中，显示器上指示了机架/C臂和患者检查床的当前位置（角度数据）。

3. 根据选择的Layout不同，显示会有变化。

4. Examination界面介绍：所有参数的设置和修改均在此界面中进行。

五、图像后处理

DSA检查完成后可进行相应的图像处理，以得到更好的影像效果（图2-7）。

1. 开始后处理前，可以使用患者浏览器选择患者并将数据装载到后处理任务卡。

2. 进入Syngo系统，后处理Postproc界面介绍。

3.打开VIEW任务卡和DSA后处理任务卡,选择所需的效果。

4.测量方法主要是测量两点之间的直线距离,测量前需要做校准(建议使用机器自带全自动校准),DSA后处理任务卡。

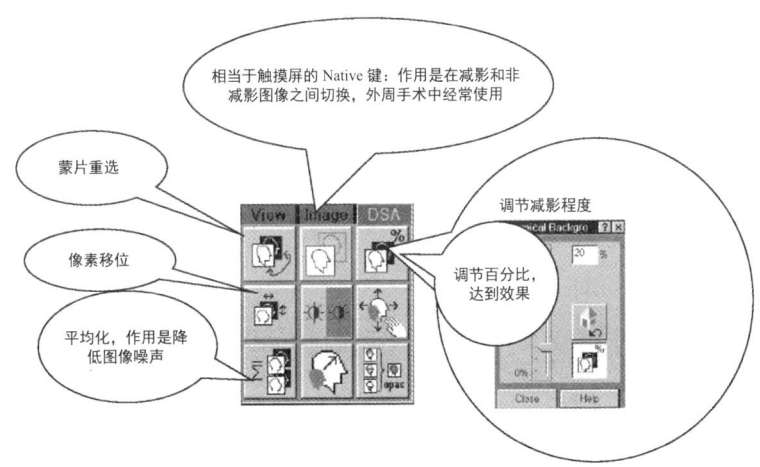

图2-7 DSA后处理软件中移动蒙片、替换蒙片以及像素移位

注:其作用都是为了改善DSA造影过程中的运动伪影所造成的图像模糊,在实际操中非常实用。

六、结束程序与关机

结束当前做手术的病人程序:若当前病人已经手术完毕,此时要关闭当前病人程序,进入后处理界面Postproc,点击结束键即可(注意:手术未结束不可点击此键);点击Shutdown system,点击yes,应用程序即被终止,几秒后系统关闭。

第五节　CT 使用操作

一、开机步骤

在控制盒的后面,按下系统启动键后,相应的 LED 开始闪烁。机架和计算机打开。Syngo 启动窗口显示在屏幕上。系统启动,LED 亮起且控制盒上 a,b 的操作元件变暗时,整个系统可准备操作(图 2-8)。

1. 当启动或重新启动系统时,检测器还未达到工作温度,需等待。

2. 图像伪影,校正系统是检查的一部分,如果产生环状伪影,请重复校准。

3. Syngo 启动后,通过点击检查来启动。请按下控制盒上的启动键。检查执行:机架热身,校准,扫描系统的检查。

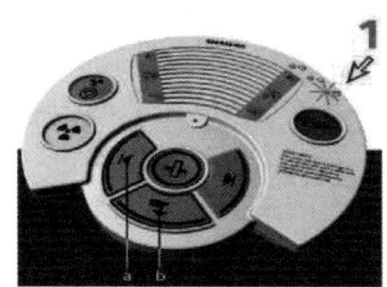

图 2-8　计算机开启键(在后面)

二、日常工作操作步骤流程

1. 对病人进行登记。在检查任务卡上点击病人登记，病人登记对话框显示。填写所有的强制输入项(强制输入项显示为粗字体)。通过点击检查确认。在急诊情况下，可点击急诊而不是检查。所有的必输入项会被自动加载虚拟属性，该属性之后必须进行校正。

2. 选择扫描方案及部位。在病人模式对话框中，在所需身体部位或其中一种预定义种类上移动鼠标（例如心脏扫描方案），通过点击确定来确认选择。

3. 定位病人，确保病人的身体部位位于检查床上方。打开激光标记，确保在头部区使用激光定位灯时病人闭上眼睛。也不要直视激光束。使用检查床垂直移动，调整检查床高度。垂直定位灯显示感兴趣区位于扫描野中心。定位完成关闭激光定位灯。

4. 采集定位像。在扫描次序表中选择"定位像"项。在常规子任务卡中检查定位像参数，包括定位像长度(mm)、定球管位置、定床位（水平、垂直）、定扫描方向。定位像将显示在检查任务卡的左上像格中（=定位像像格），CARE分布图显示在屏幕右侧（图2-9）。

颜色编码表示如下：

①蓝色：扫描范围深；

②红色：选中的重建范围；

③白色：未选中的重建范围；

④黄色：无效的扫描/重建范围；

⑤橙色：辐射区域。

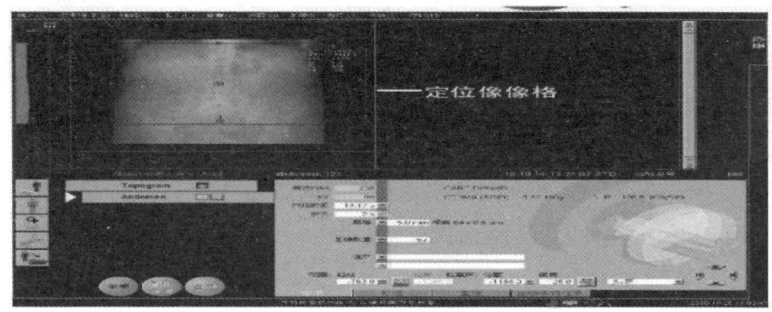

图 2-9　定位像

三、病人检查

开始执行螺旋扫描。

1. 点击装载扫描参数被确认。按下移动消息框，显示在所检查的位置。启动螺旋扫描，在扫描次序表中显示扫描剩余时间，在定位像中显示当前扫描位置，实时图像显示在断层像格中。

2. 重建图像和生成三维重建。每个扫描次序项至少可预定义一个重建作业，重建目标显示在定位像格中。检查参数并更改所需的参数。选择要作为三维重建作业的扫描次序项。点击三维作为重建作业类型。三个三维重建像格显示。每个像格显示图像容积的一个平面（图 2-10）。

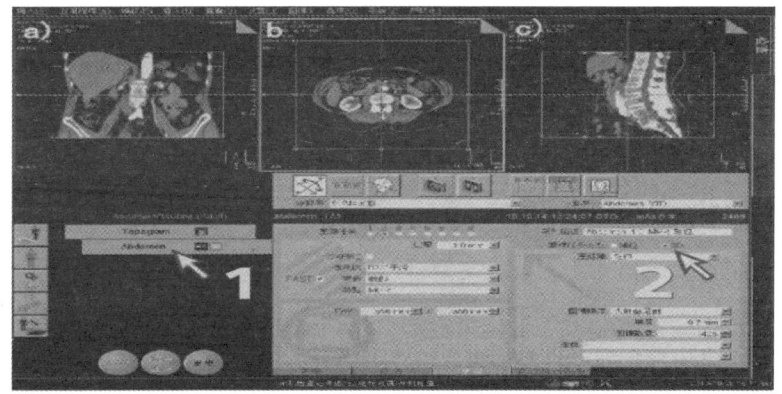

图 2-10 生成三维重建

四、结束检查关闭系统

关闭当前病人在电子日志表输入窗口中修改的信息。在扫描次序表对话框中可将病人的所有图像都关闭,并且从检查任务卡中删除。进入后处理界面点击结束键即可,点击 Shutdown,选择 yes,应用程序即被终止,几秒后系统关闭。

第六节 磁共振仪器操作

一、启动 MRI 系统

系统开启（完全操作），打开 MRI 系统的所有组件。

系统启动包括以下步骤：

1. 通过报警盒打开 MRI 系统。

①日常功能检查已完成；

②所用线圈已完成，与线圈插座相连接；

③包括各个组成部分在内的线圈是闭合的。

2. 将钥匙开关往右侧旋转。按下系统开启按钮。

3. 系统开启 LED，指示灯亮起。MRI 系统打开。软件 Syngo Acquisition Workplace 启动。

4. 报警盒功能（图 2-11，表 2-1）：

①警报 LED；

②电源 LED；

③系统开启 LED。

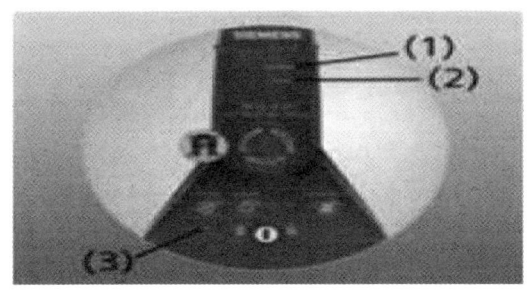

图 2-11 报警盒

表 2-1 报警盒 LED 显示功能

LED	LED 指示灯亮起指示
警告	错误信息,例如氦的填充液位过低
电源	MRI 系统的电源符合要求
系统开启	MRI 系统已打开

二、对讲系统

对讲系统可以让操作人员与病人在检查期间相互交流。此外还可从对讲系统控制重要操作,比如停止检查床(图 2-12,表 2-2)。

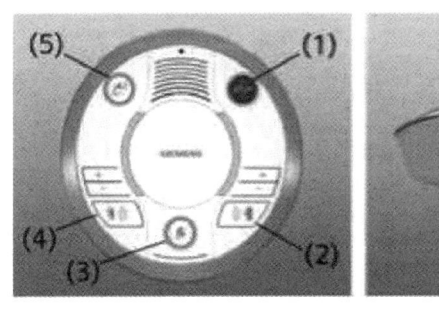

（a）

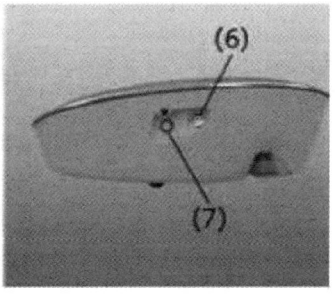

（b）

图 2-12 对讲系统

表 2-2 对讲系统按钮及功能

按钮	功能
监听	可监听检查室内的病人
谈话	只要按下该按钮,就可与病人谈话
病人警示复位	将病人警示复位
生理信号	打开/关闭生理信号的传输
停止	立即停止检查床移动和扫描
复位急停	复位检查床急停

①停止按钮、讲话按钮;

②病人警示复位按钮;

③监听按钮;

④生理信号按钮;

⑤音频接口;

⑥复位紧急按钮。

三、图像系统

MRI 成像过程对于病人运动很敏感。当运动(比如呼吸和心跳)时间比测量时间短时,图像可能会出现拖尾伪影。病人做心脏检查时的心跳或做腹部检查时的呼吸尤其会引起这种问题。

(1)前瞻性触发:通过使用来自病人生理信号的所谓触发信号来触发测量。

(2)回顾性门控:系统会同时记录生理信号和采集时间。测量的执行完全独立于病人的心跳或脉搏。回顾性地完成测量之后,将图像按时间分配到相应的相位。

运用 PMU(Physiological Measurement Unit),可以使用病人

的生理信号（ECG、呼吸和脉搏信号）来控制 MRI 扫描序列。

1.PMU 由以下组件组成：

① PERU（生理 ECG 和呼吸单元）：ECG 和呼吸传感器；

② PPU（外周脉搏单元）：脉搏传感器；

③外部触发输入。

利用接收器（ECG 电极、呼吸垫和脉搏传感器），通过 PERU（ECG、呼吸）和 PPU（脉搏）直接采集病人的生理信号（图 2-13）。

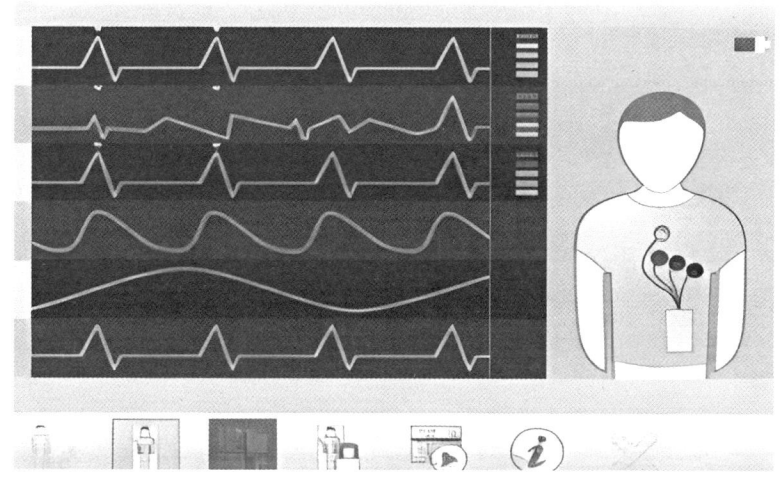

图 2-13 PMU 采集病人生理信息

2.准备检测：

（1）在扫描过程中，要求病人静卧。

（2）告诉病人扫描过程中产生的震动声是由打开和关闭梯度引起的。PERU 也可能会轻微振动。

3.连接 PERU：

（1）按照头朝向磁体腔的方向在检查床上定位病人。

(2)将 PERU 放置在专用护垫内。

(3)使用专用护垫并将其与 PERU 一起放在病人身上。

(4)调整病人身上的 PERU,使其对准病人足部方向。

第七节 智能、网络、监控

复合手术室系统以患者围手术期为核心,以病人的智能化服务为中心,以手术医疗设备、音视频及信息系统为三大平台,做到全方位的信息网络全覆盖。手术麻醉、手术护理、毒麻药品管理、高值易耗品管理、手术器械包管理、医疗设备管理,都处于手术系统中央监控中。设备集中控制、手术室环境监测与控制等系统为基础应用,应建设成为实现全面覆盖手术室的业务管理及流程,打造全方位、高集成和超共享的复合手术室。

一、智能

复合手术室包含智能手术室控制管理平台(55寸医用显示屏)、影像工作站+护士工作站(55寸医用术室显示器)、27寸专业医用显示屏、医疗影像处理工作站、4K术野摄像机、高清全景摄像、音频系统、智能一体化手术室软件系统、信号传输线材及实施(图2-14)。

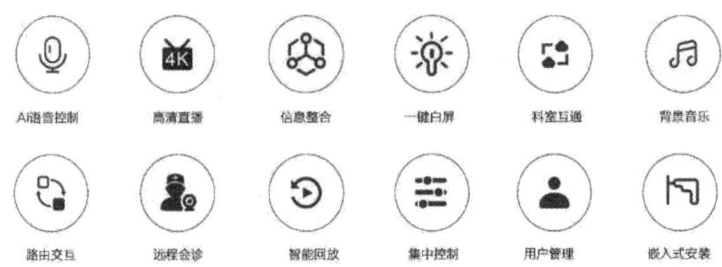

图 2-14　复合手术室智能化

二、网络

网络一体化复合手术室是指将现代化网络信息技术应用在手术室工作环境中，利用一些软硬件设施，在洁净手术室内建立完整的网络信息一体化，利用医院信息化管理资源对手术安排、信息核对、信息共享、数字化阅片、护理记录以及手术信息等环节进行过程干预和流程重组。它不仅能让医护人员实时获取、查询并记录患者的相关信息；同时能实现医学影像与手术状况影像双向传输、医疗远程实时视讯会诊；还与医院信息系统相集成，实现手术科室事务全面信息化管理。与传统的手术室相比，它优化了手术的工作流程，提高了医护人员的工作效率（图 2-15）。

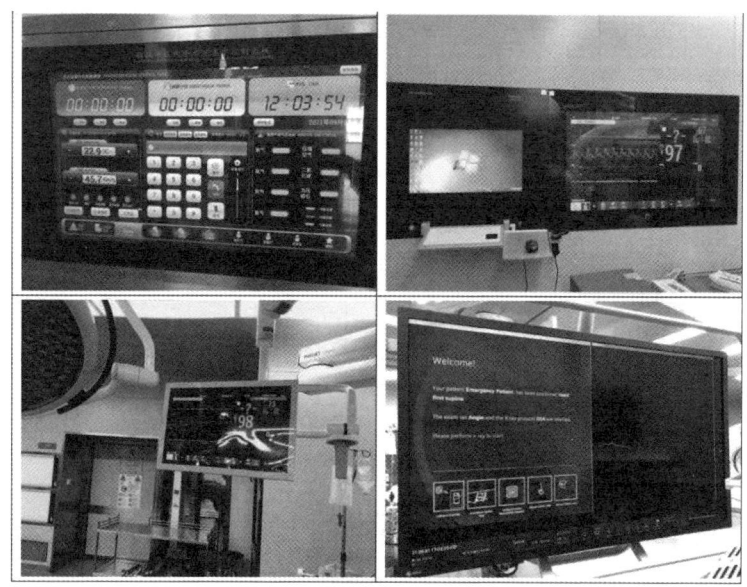

图 2-15 复合手术室网络化

三、监控

高值耗材监控管理,指通过与综合运营管理系统、HIS 收费系统对接,利用 RFID 标签,实现对高值耗材的全生命周期的精细化可追溯管理(图 2-16)。

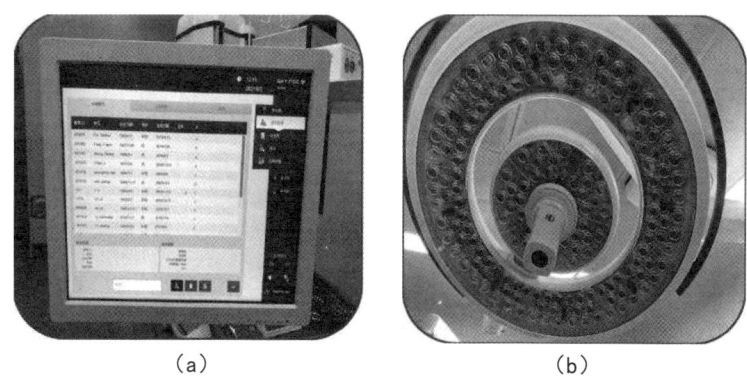

(a)　　　　　　　　　　　(b)

图 2-16 高值耗材监控

麻醉药品监控管理，是麻醉药室手术室医疗安全风险管理的重要环节，为此我院筹建了智能药房管理系统，实现三级药库、独立库存、基数管理、有迹可循的智能药房管理，提高了工作效率，规范了药品的使用，控制了药品管理风险（图 2-17）。

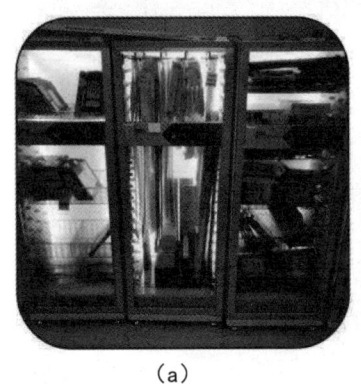
(a)

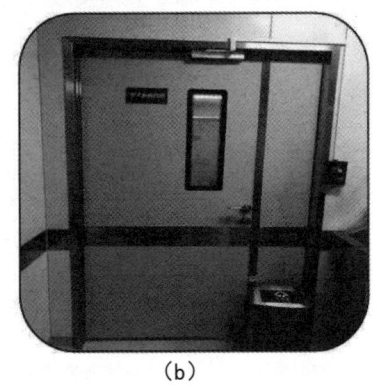
(b)

图 2-17　麻醉药品监控

人员行为监控管理，是基于物联网 RFID 技术，运用于手术室更衣区的流程控制管理。其实现了医护人员手术安全准入管理，通过刷手实现衣和鞋的智能发放、回收和追溯以及衣鞋柜的自动分配管理，优化更衣区管理流程，从多个维度完善和实施手术室管理工作（图 2-18）。

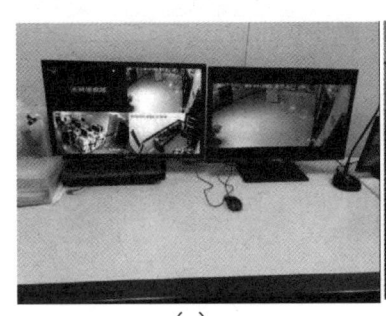
(a)

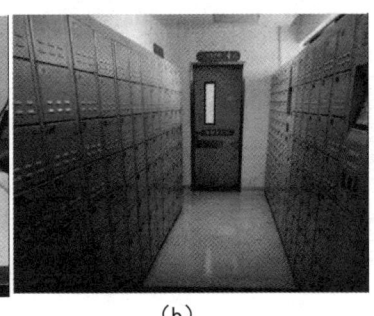
(b)

图 2-18　人员行为控制

第三章 突发事件与应急技能

第一节 急诊手术患者抢救流程

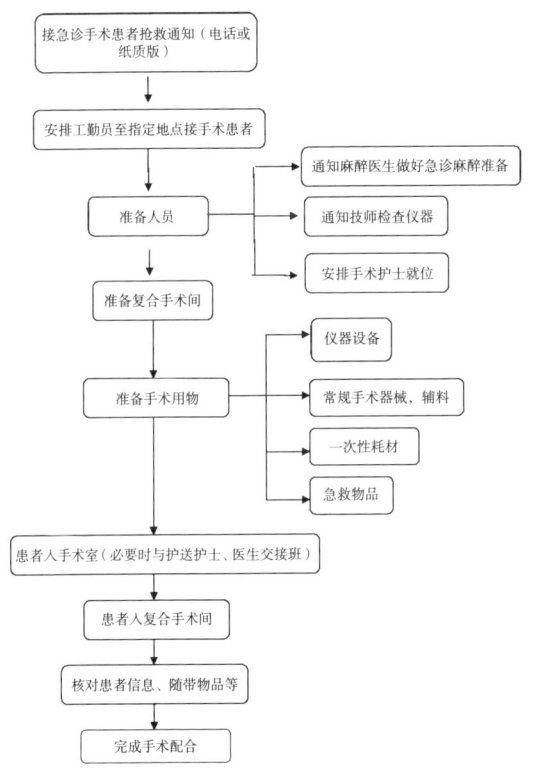

第二节 职业暴露(血源性)应急流程

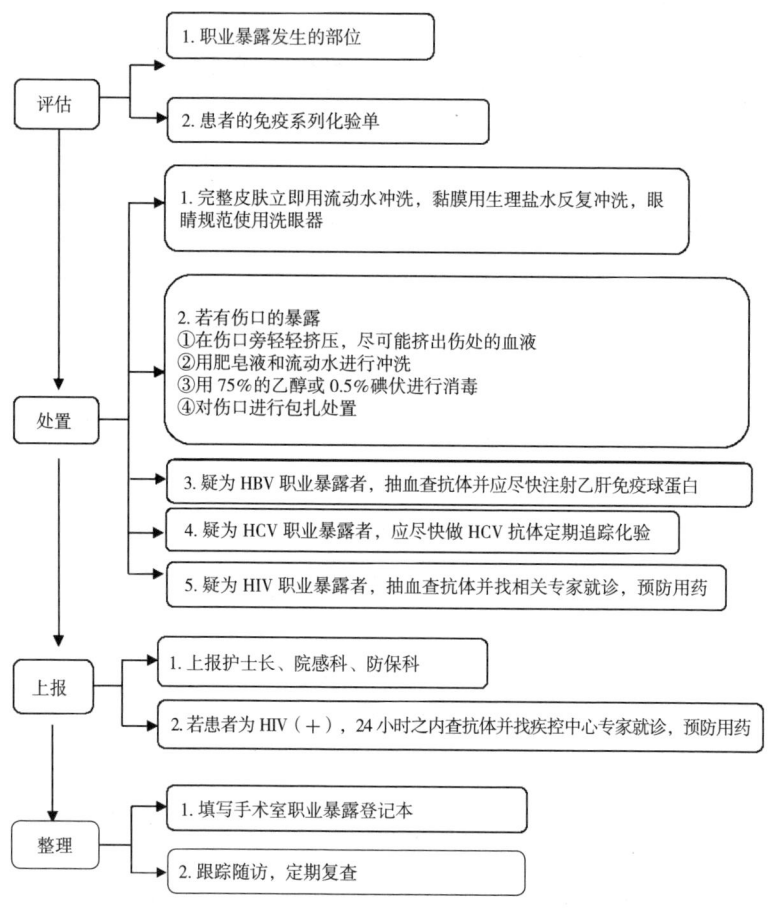

第三节 职业暴露（放射性）应急流程

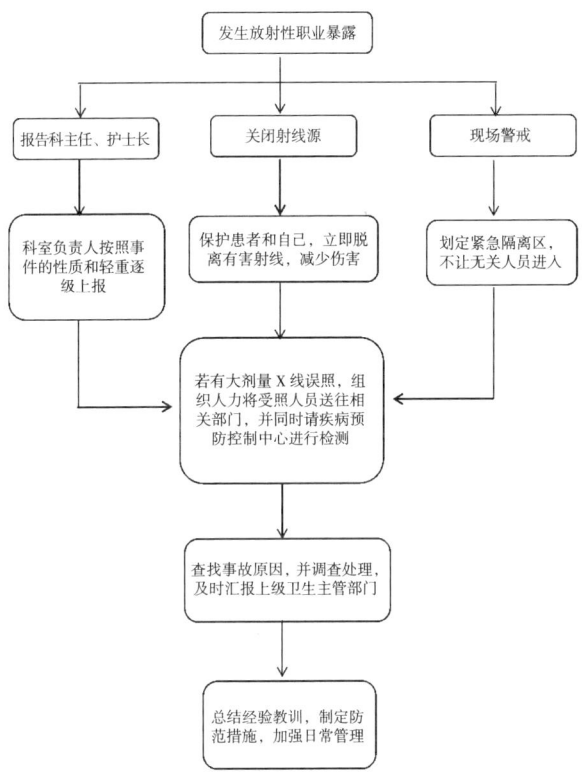

第四节　局麻患者过敏性休克应急流程

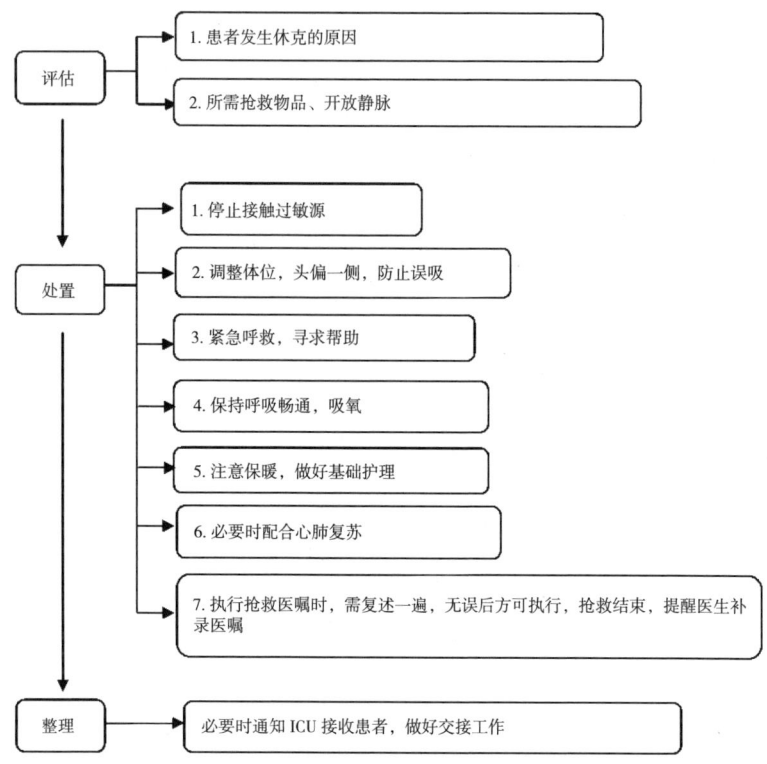

第五节 仪器设备故障应急流程

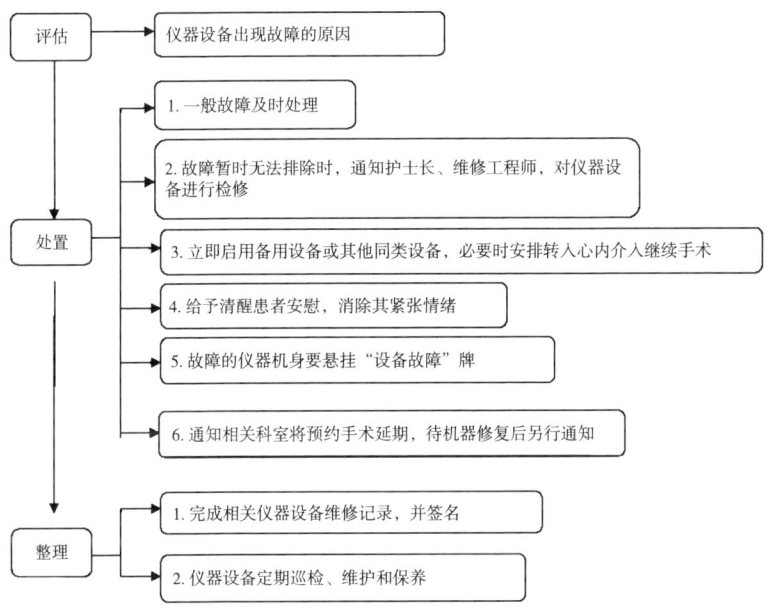

第六节　复合手术急救知识

急救工作争分夺秒，良好的心理状态、熟练的操作技术和操作能力是每个复合手术室护士都必须具备的。复合手术室护士须具备配合麻醉或手术医生处理各类型急救的基本知识和基本技能，但在不具备专科医生协同处理的条件下，也要能单独执行抢救任务。因此，必须在平时加强学习，增加急救知识和技能。

复合手术将微创介入手术与传统外科开放手术相结合，有其特殊性。所以在面对抢救急危重患者时，每一位复合手术护士应根据病人病情迅速、准确地实施术前准备及术中配合，以提高抢救成功率。同时，应确保救治场面紧张、有序、忙而不乱。

1. 建立健全急救护理制度，加强忧患意识教育，一旦接到抢救通知，各组人员迅速到位。

2. 备齐各种急救物品、药品、器械、仪器，定位放置，专人保管，定时检查，保持备用状态。

3. 合理利用人力、物力资源，科学安排，周密分工，确保各项工作的顺利开展（器械、巡回）。

4. 严格执行各项制度及操作规程，严格执行查对制度，护士在执行口头医嘱时，必须复述一遍，避免医疗差错及事故的发生，确保医疗质量。

5. 紧急情况下，在医生未到之前，护士应果断进行心脏按压、人工呼吸、给氧、吸痰、紧急止血、快速输液等急救处理。

一、复合手术室急救类别

（一）术前抢救及危重病患

1.保持静脉通路的通畅：

a.检查静脉通路是否能够满足需求；

b.必要时根据医生的要求建立静脉通路。

2.抢救设备和物品立即准备到位，确保使用性能：

a.备好急救车、除颤器；

b.备好急救药品、液体；

c.根据需求备温毯、冰块等辅助用物。

3.汇报制度的落实：

a.护士要及时向本病区护士长汇报；

b.护士长要立即到现场指挥协调抢救，必要时调人协助并明确参加抢救人员的职责和分工；

c.护士长要及时向护理部、医务处、大外科汇报。

4.人员分工：

a.台上护士仍在台上配合或待命；

b.台下护士根据医生的医嘱抽药、给药并及时记录。

5.严格查对：

a.严格落实三查七对制度：紧急抢救时遵医嘱，要和医生口头重复（唱药），并和医生一同查对无误后给药；

b.要严格按药品的使用规定给药：剂量、浓度、时间、用法；

c.给药前、中、后要认真查对。

6.护理表格书写：

严格按护理文书记录管理制度执行。

（二）术中病情变化

包括心跳骤停、过敏、大出血、微创手术中转开放手术等。

1. 心跳骤停：

（1）原因：低血容量、缺氧、张力性气胸、冠脉血栓、肺栓塞、中毒、心脏压塞、低体温或高热、血气异常出现心电图平线+脉搏消失。

（2）即刻治疗：

a. 术中心跳骤停先行胸外按压术；

b. 未曾行气管插管的患者，应立即行气管插管辅助呼吸，高流量纯氧通气；

c. 开放多条静脉通路；

d. 肾上腺素（1mg 3~5分钟）；

e. 如心律变为VF/VT立即除颤。

2. 大出血：快速止血，即刻治疗。

a. 快速止血；

b. 保证气道通畅，高流量纯氧通气；

c. 快速建立起多条静脉输液通道；

d. 通知血库准备大量输血；

e. 呼叫自体血回收（如果血液没有被污染，不含癌细胞），尽早补充血制品；

f. 洗手护士手术配合，熟悉手术配合，准确无误传递器械，严格无菌操作和查对制度；

g. 巡回护士在不影响手术操作的情况下备齐术中各项器械及止血用品。

3. 过敏反应：

（1）体征：血氧不足、呼吸困难、皮疹、低血压、心动过速、支气管痉挛、哮喘、吸气峰值（PIP）增加、血管神经性水肿、全麻，可能缺乏一些体征，肾上腺素 10μg/ml 停止手术。无脉立即给予 CPR、肾上腺素。

（2）排除其他：肺栓塞、心梗、气胸、出血、误吸、麻药过量。

（3）治疗：

a. 停止使用潜在过敏原（肌松剂、乳胶、抗生素、胶体、鱼精蛋白、血液制品、造影剂）；

b. 呼救（麻醉医生、手术医生）；

c. 畅通气道，给予高流量纯氧，静脉大量补液；

d. 肾上腺素抗休克；

e. 病情无改善，继续治疗，考虑其他原因；

f. 尽早插管；

g. 多条静脉通路、有创动脉。

4. 微创手术中转开放手术：

a. 巡回护士备齐开放手术器械及敷料，与洗手护士术中共同清点后再使用；

b. 洗手护士整理开放器械，准确配合手术。

（三）术后病情变化再次手术

1. 通知麻醉医生。

2. 人员及时到位。

3. 备齐术中所需抢救仪器。

4. 巡回护士准备手术器械及各类用物。

5. 洗手护士及时洗手上台，与巡回护士共同清点后进行手术配合。

二、抢救程序

（一）建立人工呼吸

口对口（鼻）呼吸，是简易、有效、迅速的抢救方法。

（1）操作时，先清除呼吸道分泌物，再使患者头后仰，以免舌根后坠压迫咽部而致呼吸道阻塞。

（2）术者位于患者右侧，左手捏住患者鼻孔，右手抬起患者下颌，深吸一口气，紧贴患者口缓慢吹气（把患者的口全部包住，用口鼻通气法）。

（二）实施胸外心脏按压

胸外心脏按压是维持人工循环的主要方法，按压胸骨下端，可直接压迫左、右心室腔，使血液流入主动脉和肺动脉，建立有效的大、小循环。

方法：使患者仰卧于硬板床或地下（如为钢丝床，应在患者背部垫一木板）。解开患者衣领，使头后仰10°左右，术者两膝处于被救者卧位体表水平，右手掌根部置于患者胸骨中下1/3交界处、剑突上方，右手掌在左手背上，手臂垂直于患者胸骨部，借助体重（肩部肌肉适度用力）有节律地、带有冲击性地压迫心脏（手掌不能离开皮肤），使胸骨下陷4~5cm，每分钟按压100次，一般按压时心脏为收缩，放松时心脏为舒张。现场急救时，人工呼吸与胸外心脏按压应同时进行，心脏按压次数与吹气次数比例为30∶2。

胸外心脏按压的有效指征：口唇、指甲逐渐转红，可扪及颈动脉、股动脉搏动，可测得血压，瞳孔由扩大渐渐缩小，睫毛反射、肌张力良好，自主呼吸渐恢复。出现上述指征表明有效，应坚持抢救，并尽快争取8分钟内进行二期救治。

（三）进一步的生命支持

目的在于促进心脏复跳，恢复自主循环和正常血压。

（1）气管内插管：进行机械通气吸氧，以建立和维持有效的通气和循环。

（2）心电监护：发现并控制心律失常。

（3）电除颤。

第七节 复合手术的并发症和预防

复合外科病人发生并发症的因素很多。并发症的绝对避免是不可能的,但应使其发生率降低至最低程度。特别是对于一些已经预知的影响因素,做好相应的处理将会避免不少并发症的发生。另外,对术后病人应密切观察病情的变化,及时发现并发症并立即做积极的处理,使病人转危为安,逐步康复。

一、常见并发症

(一)术后出血

术后出血可以发生在手术切口、空腔器官及体腔内。引起术后手术野大出血的原因很多,包括术中止血不彻底、创面的渗血在手术结束时还未完全控制,痉挛的小动脉断端竖行,结扎线脱落,凝血障碍等,这些都是导致术后出血发生的常见原因。严重的术后大出血都会有低血容量性休克的表现,可有面色苍白、出汗、脉搏细速。

(二)术后发热

术后发热是常见症状,72%的患者体温超过37℃,41%高于38℃,但术后发热一般不伴发感染。术后第一个24小时出现高热,如能排除输血反应,多考虑链球菌感染。手术时间较长、广泛组织损伤、术中输血、药物过敏等也可引起发热。

（三）切口感染

切口感染一般于手术后数日出现，与患者的体质和病变的性质有一定关系。手术后切口感染的因素较多，如局部血肿、异物及患者局部组织或全身抵抗力减弱等，均可导致感染的发生。伤口局部红、肿、热、痛和触痛，有分泌物，伴或不伴发热和白细胞计数增加。年老体弱、营养状态差、肥胖、糖尿病及长期使用皮质激素的病人，术后也很容易发生伤口感染。无菌技术不严格、手术操作粗暴以致组织受损，以及止血不善引起皮下积血等，则更容易引起伤口感染。

（四）切口裂开

切口裂开是指手术切口的任何一层或全层裂开，可发生在全身各处。裂开的重要原因为，组织缝合时层次对合不佳或选用的缝线不够牢固等。其发生主要与以下因素有关：

1.年老体弱、营养不良、慢性贫血、低蛋白血症、维生素C缺乏、术后组织愈合能力差。

2.切口局部张力过大、对合不良、切口的血肿和化脓感染。

3.腹腔内压力突然增大，如剧烈咳嗽、严重腹胀等。

（五）压疮

术后需长期卧床者，由于护理不当或年老体弱，容易产生压疮，多见于背部、骶部、足跟等部位，多局部血运障碍、愈合能力差，溃疡往往经久不愈。

（六）下肢深静脉血栓形成

术后患者长期卧床，下肢静脉回流缓慢；手术破坏的组织释放大量凝血物质进入血流；严重的脱水、血液浓缩、血流缓慢，易形成血栓。血栓好发于下肢的深静脉内，上肢及其他部位较少见。一般无全身不适，初期局部体征也不明显。小腿深静脉血栓形成后，患者有轻度发热和脉率加快，小腿肌肉有疼痛，足背和踝部常有水肿出现。髂股静脉血栓形成后，整个患肢疼痛、肿胀，皮肤发白或略发绀，可见浅静脉曲张，在股管区有明显压痛。

（七）造影剂过敏

造影剂过敏又可以分成两大类：一种是比较常见的，造影剂过敏之后出现皮疹、瘙痒、局部的水肿，比较轻，往往通过口服抗过敏药物或者注射抗过敏药物就能够缓解。还有一些比较极端的病例，发生严重的造影剂过敏，患者在接触非常少量的造影剂时就会出现过敏性休克、喉头水肿，这种严重的造影剂过敏会威胁患者生命。但是这种情况发生比例非常低，绝大部分病人不会产生造影剂过敏。

二、并发症的预防

（一）术后出血

预防术后出血的措施包括：

1. 术前积极改善病人的凝血功能。

2. 术中止血要彻底，再仔细检查每个出血点，手术操作认真细致，避免术中大出血，减少库血用量，维持凝血功能；认真对待渗血创面，耐心结扎或缝扎出血点，局部还可用止血纱布覆盖。

3. 术后一定要做好控制感染、保持引流通畅等。一旦发生术后出血，如保守措施无效，应尽早手术探查，并彻底止血，术后大量应用抗生素控制感染。有时也可酌情采用选择性动脉造影，既可对出血点定位，还可作血管栓塞治疗以止血。

（二）术后发热

体温不超过 38℃时，密切观察，不需处理。体温＞38℃且伴不适时，予以物理降温，对症处理等。

（三）切口感染

手术前后注意提高患者抵抗力，及时纠正贫血、低蛋白质血症和水、电解质失衡。合理使用抗菌药物，用药原则视病情和手术情况而定。

（四）切口裂开

针对上述引起伤口感染和伤口裂开的原因，在围术期应做好全面的预防工作，包括纠正病人的营养状态、控制糖尿病、术前相当长的时间内停用皮质激素、控制支气管炎等。手术操作细致、轻柔，减少组织损伤可明显减少术后伤口感染和伤口裂开的发生率。

（五）压疮

对于术后不能早期下床活动者，应协助其定时翻身，每日用热水擦洗 1~2 次，并适当进行局部按摩，促进血液循环，避免压疮形成。一旦发生压疮，需每日换药，清除创面脓性分泌物，清理坏死组织，加快创面愈合。

(六)下肢深静脉血栓形成

术后应加强早期活动,尤其是下肢的自动或被动活动,争取早日离床。患者卧床时可将床脚垫高15~20cm,以促使下肢血液回流。穿弹力袜等物理治疗可促使下肢血液回流,有助于及时适当补液和输注低分子右旋糖酐,以增加血容量,降低血液黏稠度和防止血小板聚合;低分子肝素的治疗可显著降低下肢深静脉血栓的发生率。静脉血栓形成后,静卧抬高患肢或垫高床脚,卧床休息7~10天。溶栓治疗适用于病程不超过72小时的患者;溶栓或手术后的后续治疗,预防血栓复发以及病期超过3天的患者采用抗凝治疗。

(七)造影剂过敏

目前用的造影剂说明书上明确告知不需要做过敏试验。对于敏感体质的病人,常常会有以下几个措施:

1. 术前让病人保持良好状态,避免脱水、干渴这种情况,可以让病人口服抗过敏药。

2. 在术中可以给一点糖皮质激素对抗发生的过敏。

3. 在术后如果病人依然出现皮疹等,这些过敏反应通过相应的对症处理,往往都会在2~3天或者3~5天之内逐渐消失。

第八节 复合手术常规药物的使用

一、总论

药品安全管理流程：

（1）标签规范清晰、规定基数或限额数、分类放置。

（2）按说明书要求、药品管理要求，正确存放及保管。

（3）按制度要求清点、登记。

二、术中常用基础药物

（一）肝素

方法：缓慢静脉滴注或静脉推注，或者手术台上冲洗液体。

作用：抗凝血，防止出血。

不良反应：毒性较低，自发性出血倾向是肝素过量使用最主要的危险，偶尔可发生过敏反应，表现为发热、皮疹、瘙痒、鼻炎、结膜炎、哮喘、心前区紧迫感及呼吸短促。

注意重点：对于有出血性疾病的患者而言，是一定不能够注射肝素的，这会加重患者的症状，造成出血不止的症状，而且对于有外伤没有愈合和有外伤性出血的患者也不能够注射肝素。注射肝素会加重患者肝肾功能的负担，所以对于肝肾功能不全者，也不能够注射肝素。还有对于重症高血压、内脏肿瘤以及对于肠胃疾病的患者，都不能够注射肝素。

（二）造影剂（碘制剂）

方法：静脉推注。

作用：主要用于血管体腔的显示。造影剂是为了增强影像观察效果，而注入或服用到人体组织或器官的化学制品，制品的密度高于或低于对比某件机械显示的图像。

不良反应：造影剂种类多样，目前用于介入放射学的造影剂多含有碘制剂，出现过敏的比较少见，常见的是部分患者造影后出现发疹型药疹，表现为皮肤瘙痒和皮疹，皮肤损害呈水肿性红斑等，经过抗过敏治疗或皮质类固醇激素治疗，很快就会好转。也有的患者即便接触非常少的造影剂，也会立即出现过敏性休克、喉头水肿等速发性变态反应，需立即抢救过敏性休克和治疗喉头水肿，抢救患者的生命。

注意重点：选择造影剂安全性要高，最好是选容易被身体吸收的，过敏反应比较轻甚至没有的。其次，术后要尽量促使造影剂早点排出，嘱咐病人多喝水。

三、常用高警示药物

（一）高浓度电解质药物：10%氯化钾注射液

方法：缓慢静脉滴注。

作用：用于治疗多种原因引起的低钾血症，预防低钾血症，洋地黄中毒引起频发性、多源性早搏或快速心律失常。

不良反应：腹部不适、腹痛、局部疼痛、发生高血钾。

注意重点：严禁静脉推注，控制滴速和浓度，观察局部有无疼痛等刺激反应，观察血钾及心电图变化。

（二）高浓度电解质药物：10%氯化钠注射液

方法：缓慢静脉滴注。

作用：用于治疗各种原因引起的低钠血症。

不良反应：输液过多过快可致水钠潴留，引起水肿、血压升高、心率加快、胸闷、呼吸困难。不适当地给予高渗氯化钠可致高钠血症，甚至出现急性左心衰竭。

注意重点：控制滴速和量，观察电解质和肾功能，血压、心肺功能变化。严禁直接静脉注射或滴注，需加入液体稀释后用。

（三）高渗糖溶液：50%葡萄糖注射液

方法：静脉注射。

作用：补充热能，静脉营养疗法，治疗低血糖及失水，饥饿性酮症，纠正高钾血症及组织脱水。

不良反应：静脉炎、局部肿痛、反应性低血糖、高血糖非酮症昏迷、高血钾。

注意重点：应控制输液量，心功能不全者尤应控制滴速，应用糖皮质激素时容易诱发高血糖，监测血糖波动情况。

（四）胰岛素制剂：诺和灵

方法：皮下注射或静脉滴注。

作用：降血糖作用，适用于治疗糖尿病。

不良反应：过敏反应、低血糖、皮下脂肪萎缩。

注意重点：观察血糖波动情况。

（五）α肾上腺素受体激动药：盐酸肾上腺素

方法：皮下注射或静脉注射、肌肉注射及局部用药。

作用：适用于各种原因引起的心脏骤停；因支气管痉挛所致的严重呼吸困难；缓解药物引起的过敏性休克；延长浸润麻醉用药的作用时间。

不良及应：心悸、头痛、血压升高、无力、晕眩、呕吐、心律失常、室颤、用药局部水肿、充血、炎症。

注意重点：避光保存，血压、神志及肢体末端情况。

（六）β受体激动药：异丙肾上腺素

方法：静脉注射。

作用：用于治疗心源性或感染性休克、完全性房室传导阻滞、心搏骤停。

不良反应：口咽发干、心悸不安、头晕、目眩、面潮红、恶心。

注意重点：使用时观察病人的心电图情况及有无交叉过敏情况。

（七）α受体激动药：间羟胺

方法：静脉注射或皮下、肌肉注射。

作用：用于由于出血、药物过敏、手术并发症及脑外伤或脑肿瘤合并的休克，用于心源性休克或败血症所致的低血压。

不良反应：心律失常、急性肺水肿、抽搐、组织坏死或红肿硬结形成脓肿、低血压。

四、常用重点药物

（一）洋地黄毒苷类：西地兰

方法：缓慢静脉推注或注射。

作用：用于急性或慢性心力衰竭、心房颤动和阵发性室上性心动过速。

不良反应：心律失常、恶心、食欲不振、头疼、色觉系乱（黄视）。

注意重点：观察心电图、血压、心功能、电解质。

使用要点：护士给药时需由医生在患者床旁观察生命体征。

（二）血管舒张药：硝普钠

方法：缓慢静脉注射。

作用：用于高血压急症，如高血压危象、高血压脑病、恶性高血压，用于急性心力衰竭、急性肺水肿。

不良反应：硫氰盐酸中毒，如运动失调、视力模糊、谵妄等；氰化物中毒：反射消失、昏迷、脉搏消失、皮肤粉色；血压降低过快、晕眩、大汗等；皮肤石板蓝样色素沉着。

注意重点：最好在监护下进行，观察血压波动情况，测血浆中氰化物、硫氰盐酸浓度，避光，静脉缓慢滴注。

（三）血管扩张药：酚妥拉明

方法：缓慢静脉注射。

作用：用于高血压急症，如高血压危象、高血压脑病、恶性高血压，用于急性心力衰竭，包括急性肺水肿。

不良反应：体位性低血压、心动过速或心律失常、晕厥和乏力、突然胸痛（心梗）。

注意重点：观察血压波动情况。

（四）抗心律失常药：可达龙

方法：缓慢静脉注射。

作用：用于心房颤动、心房扑动时控制心室率、围手术期高血压、窦性心动过速。

不良反应：心动过缓、恶心、静脉炎，注射部位疼痛、水肿等，用药过量过快（3分钟）时引起低血压或循环衰竭。

注意重点：观察血压波动情况、心电图、注射部位；不可从外周静脉输注，须医生告知签字；需用5%GS配置。

（五）盐酸多巴胺注射液

方法：缓慢静脉注射。

作用：适用于心肌梗死、创伤、内毒素败血症、心脏手术、肾功能衰竭、充血性心力衰竭等引起的休克综合征，以及补充血容量后休克仍不能纠正。

不良反应：常见胸痛、呼吸困难、心悸、心律失常、乏力，少见头痛、恶心、呕吐、手足疼痛或发凉，可能致局部坏死或坏疽。

注意重点：观察血压波动情况、心电图、注射部位。

五、常用静脉药物

（一）钠通道阻滞剂：利多卡因

方法：静脉注射、静脉滴注。

作用：局部麻醉、室性心动过速、洋地黄类中毒。

不良反应：头晕、恶心呕吐、感觉异常、呼吸抑制、低血压、窦性心动过缓、红斑皮疹等。

禁忌证：阿－斯反应、严重心传导阻滞。

注意重点：用药期间监测血压、心率情况。

（二）茶碱类支气管舒张药：二羟丙茶碱（喘定）

方法：静脉滴注、静脉注射。

作用：用于支气管哮喘、慢性阻塞性肺疾病、心源性肺水肿引起的喘息。

不良反应：恶心、呕吐、易激动、失眠、心率失常、心动过速。

禁忌证：活动性消化道溃疡、未经控制的惊厥性疾病。

注意重点：密切观察患者心率、心律情况。

（三）糖皮质激素：注射用甲泼尼龙琥珀酸钠

方法：静脉注射、静脉滴注、肌内注射。

作用：用于危重疾病的急救用药，风湿性疾病、系统性红斑狼疮、肾盂肾炎、化疗引起的驱吐，脏器移植。

不良反应：感染、葡萄糖耐量受损、低钾性碱中毒、血脂异常、心律失常、支气管痉挛。

禁忌证：对甲泼尼龙或者配方中的任何成分过敏、活动性消化性溃疡、肾上腺皮质功能亢进、青光眼、严重糖尿病患者。

注意重点：观察有无感染、血糖变化。

（四）袢利尿药：呋塞米（速尿）

方法：静脉注射。

作用：适用于充血性心力衰竭、肝硬化、肾脏疾病、预防急性肾衰竭、高血压危象、高钾血症、高钙血症、急性药物及毒物中毒。

不良反应：与水电解质紊乱有关的症状，如体位性低血压、休克、低钾血症。

禁忌证：对磺酰胺类、噻嗪类药物过敏者。

注意重点：用药期间定期检查电解质、肾功能、血压；观察利尿反应。

（五）青霉素类：哌拉西林钠他唑巴坦钠

方法：静脉滴注。

作用：适用于对哌拉西林耐药但对哌拉西林钠他唑巴坦钠敏感的细菌引起的中、重度感染。

不良反应：皮疹、瘙痒、恶心、呕吐、注射局部刺激反应、疼痛、静脉炎。

禁忌证：对青霉素类、头孢菌素类抗生素或内酰抑制药过敏者禁用。

注意重点：观察有无药物过敏反应及局部注射反应。

（六）β 内酰胺类：头孢美唑

方法：静脉注射静脉滴注。

作用：适用于对头孢美唑敏感的金葡菌、大肠埃希菌、肺炎杆菌等引起的感染。

不良反应：皮疹、瘙痒、荨麻疹、肝功能异常、恶心、呕吐、腹泻、菌群失调、维生素缺乏症。

禁忌证：对该品及其他头孢菌素类药过敏者禁用。

注意重点：注意有无过敏症状。

（七）M 受体拮抗药：阿托品

方法：皮下注射、肌内注射、静脉注射。

作用：适用于各种内脏绞痛、全身麻醉前给药、抗休克、解救有机磷酸酯类农药中毒。

不良反应：便秘、出汗减少、皮肤潮红、排尿困难、胃肠动力低下。

禁忌证：青光眼、前列腺增生、高热禁用。

注意重点：观察有无药物不良反应。

第九节　复合手术患者皮肤压力性损伤预防与护理

一、压力性损伤评估量表的使用

手术患者是发生皮肤压力性损伤的高危人群，发生率大约为18.96%。由于压力性损伤是不可避免发生事件，护理人员应评估所有手术患者压力性损伤风险因素。

手术室使用的Barden量表，分别根据患者的年龄、体质指数（BMI）、受力点皮肤情况、手术体位、预计术中所加外力、持续手术时长、特殊手术因素等七大项来对术前患者皮肤压力性损伤危险因素进行评估并量化计分，预测术中急性压力性损伤发生风险，在此基础上采取相应的护理干预措施。

复合手术患者手术时间较长，年龄相对较大，一般为全麻仰卧位手术，术中常采取控制性降压、体外循环等方式，增加患者皮肤压力性损伤的危险。此类患者量化计分属于高度危险或非常危险，根据患者具体情况、不同的手术方式等，应采取相应的干预措施。

二、术中患者皮肤护理与观察

根据皮肤压力性损伤发生的原因，可以从以下几点进行术中皮肤护理：

（一）减少摩擦力和剪切力

a. 用床单整体移动患者，禁止局部的拖拽，减少摩擦力；

b. 床单及衣物平整、干燥、无褶皱；

c. 根据手术进程，适当调整体位倾斜。

（二）减轻局部压力和压力减缓用具的使用

a. 减压敷料：仅允许氧气和水蒸气通透，可以维持一种湿性环境；水分和各种微生物不能够通过，因其可阻碍各种微生物的侵入；

b. 体位垫（硅胶垫）：增加受压面积，减少局部压力；

c. 赛肤润：涂抹于骨隆突处。

（三）皮肤的护理

a. 防止低体温措施：液体加温，使用加温设备，加盖保暖肩垫等；

b. 保护术野外的皮肤：消毒时注意勿沾湿床单，冲洗时防止液体冲湿床单，减少潮湿引起的压疮的发生，注意对眼睛、耳廓等易受压部位的保护。

（四）体位的护理

a. 肢体安全固定，处于功能位，防止神经的损伤；

b. 皮肤勿接触金属物品，如手术床边缘；

c. 各种管道、电极板线等勿接触皮肤引起受压。

（五）皮肤的观察

在不影响手术进程的允许范围内，对患者易受压部位进行观察，如俯卧位时使用反射镜观察患者面部受压情况等。

（六）术后及时进行受压皮肤的检查

a.预防患者低体温，术中低体温会导致静脉血液滞留、高凝状态；合理控制手术室温度和湿度，术中常规使用加温毯，尤其做好下肢保暖工作；

b.避免同一部位、同一静脉反复穿刺，尽量不选择在下肢静脉穿刺，尤其避免下肢留置针封管；

c.预防并发症，如骨筋膜室综合征、腓神经麻痹、压力性损伤。

d.密切观察高危患者有无血栓先兆症状，如下肢皮肤颜色、感觉、温度、肿胀及下肢动脉搏动情况。

第四章　患者并发症的预防和处理

第一节　复合手术患者术中低体温预防与护理

一、预防低体温的护理

术中低体温是指身体核心温度低于36℃。轻度低温的核心温度为35~35.9℃，中度低温的核心温度为34~34.9℃，重度低温的核心温度为33.9℃。

二、导致复合手术患者低体温的原因

1. 麻醉药物导致的体温调节障碍：麻醉药物抑制血管收缩，抑制了机体对温度改变的调节反应。

2. 手术操作导致的固有热量流失：长时间手术使患者体腔与冷环境接触时间延长，机体辐射散热增加。

3. 手术间的低温环境：仪器、设备等要求环境温度处于较低状态。

4. 静脉输注未加温的液体、血制品。

5. 术中使用未加温的冲洗液。

三、患者术中发生低体温的危害

1. 手术部位感染风险：降低机体免疫功能，引起外周血管收缩致血流量减少，从而增加手术部位感染的风险，导致住院时间延长。

2. 心血管系统并发症：复合手术以心血管、神经外科等介入手术为主，低体温易引发室性心律失常、房室传导阻滞、血压下降，严重时可引起室颤、心脏骤停等并发症。

3. 凝血功能：低体温使患者机体循环血流减慢、血小板数量和功能减弱、凝血物质的活性降低，抑制凝血功能，增加手术出血量。

4. 改变药物代谢周期：增加肌肉松弛药的作用时间，延长麻醉后的苏醒时间。

5. 中枢神经系统：机体核心温度在33℃以上不影响脑功能，28℃以下意识丧失。

6. 其他：
①易发生高血糖；
②肾脏血流量下降；
③患者寒战。

四、预防低体温的护理

1. 设定适宜的环境温度：应将复合手术间的温度维持在21~25℃。根据手术不同时段及时调节温度，术前消毒时可适当提高室温，设定个性化的室温。

2. 注意覆盖，尽可能减少皮肤暴露。

3. 皮肤消毒液加温，尽可能减少皮肤温度的下降。

4. 使用加温设备，可采用充气式加温仪、加温毯，麻醉可使用加温输液泵等加温设备。

5. 给予静脉输注液体、血液制品及体腔冲洗的液体加温至37℃。

五、注意事项

1. 应采用综合保温措施。

2. 使用加温冲洗液前应使用红外线测温仪,再次确认温度。

3. 应使用安全的加温设备,并按照生产商的书面说明进行操作,尽量减少对患者的损伤。

4. 科内定期进行仪器操作培训。

5. 设备科定期对设备进行保养维护。

6. 不应使用加温的液体让患者取暖,防止低温烫伤。

7. 加温的液体应遵循静脉输注原则、保存时间及产品使用说明。

8. 使用加温设备需做好病情观察及交接班工作。

9. 术中尽可能对患者进行体温监测(带温度监测的导尿管),及时观察患者核心体温变化,做好相应的护理措施。

第二节　复合手术患者静脉血栓预防与护理

一、静脉血栓风险评估表的使用

Caprini 血栓风险评估表包含了大约 40 个先天性和 / 或获得性不同的危险因素，基本涵盖了住院患者可能发生 DVT 的所有危险因素。每个危险因素根据危险程度的不同赋予 1~5 分不同的分数。最后根据得到的累积分数将患者 DVT 的发生风险分为低危（0~1 分）、中危（2 分）、高危（3~4 分）、极高危（5 分）4 个等级。不同的风险等级，推荐不同的预防措施。

复合手术室以介入手术为主，风险等级以高危和极高危为主，因此，术前进行静脉血栓风险评估，可以指导术中的 DVT 形成护理预防措施，最大限度地降低术中 DVT 形成的风险。

二、术中护理要点

1. 由手术团队共同制定术中干预措施。
2. 术中体位摆放。
   a. 仰卧位：在不影响手术的前提下将患者的腿部适当抬高，利于双下肢静脉血回流；
   b. 截石位：应避免双下肢过度外展、下垂及腘窝受压；
   c. 俯卧位：注意避免腹部受压；

d. 侧卧位：避免腘窝受压，同时腹侧用挡板支撑耻骨联合处，避免股静脉受压；

e. 患者转运过程中搬动不宜过快，幅度不宜过大，有条件可使用转运工具。

3. 压力防止措施。

a. 穿梯度弹力袜（GSC）：注意松紧适宜，避免产生止血带效应；

b. 应用间歇式充气压力装置（IPC）：在不影响手术操作和违反无菌原则的前提下，术中有条件的可以应用IPC预防DVT。

4. 预防患者低体温：术中低体温会导致静脉血液滞留、高凝状态。合理控制手术室温度和湿度，术中常规使用加温毯，尤其做好下肢保暖工作。

5. 避免同一部位、同一静脉反复穿刺：尽量不选择在下肢静脉穿刺，尤其避免下肢留置针封管。

6. 预防并发症：骨筋膜室综合征、腓神经麻痹、压力性损伤。

7. 密切观察高危患者有无血栓先兆症状，如下肢皮肤颜色、感觉、温度、肿胀及下肢动脉搏动情况。

培训笔记

培训笔记

培训笔记

培训笔记

培训笔记

培训笔记

培训笔记

培训笔记

培训笔记

培训笔记

培训笔记

培训笔记